OUTSMARTING
THE SOCIOPATH
NEXT DOOR

How to Protect Yourself Against a
Ruthless Manipulator

隐形恶人

我们与反社会人格者的较量

[美] 玛莎·斯托特（Martha Stout）著　姜帆 译

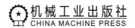

机械工业出版社
CHINA MACHINE PRESS

图书在版编目（CIP）数据

隐形恶人：我们与反社会人格者的较量 /（美）玛莎·斯托特（Martha Stout）著；姜帆译. -- 北京：机械工业出版社，2024．8. -- ISBN 978-7-111-76321-5

Ⅰ．R749.91

中国国家版本馆 CIP 数据核字第 2024F3N282 号

机械工业出版社（北京市百万庄大街 22 号　邮政编码 100037）

策划编辑：朱婧琬　　　　　　　　　责任编辑：朱婧琬

责任校对：张勤思　李可意　景　飞　　责任印制：常天培

北京机工印刷厂有限公司印刷

2024 年 11 月第 1 版第 1 次印刷

147mm×210mm · 8.875 印张 · 1 插页 · 180 千字

标准书号：ISBN 978-7-111-76321-5

定价：69.00 元

电话服务　　　　　　　　网络服务

客服电话：010-88361066　机　工　官　网：www.cmpbook.com

　　　　　010-88379833　机　工　官　博：weibo.com/cmp1952

　　　　　010-68326294　金　　书　　网：www.golden-book.com

封底无防伪标均为盗版　机工教育服务网：www.cmpedu.com

我们每个人都必须为自己的生命负责。

最重要的是，要对我们周围的生命，

尤其是彼此，表现出尊重与爱。

——简·古道尔（Jane Goodall）

《点燃希望》(*Reason for Hope*)

Outsmarting The Sociopath
Next Door

目　录

序言　与魔鬼决斗

第 1 章　心灵的空洞
了解反社会人格　/ 9

杰克2号的秘密问题　/ 16
反社会人格的定义　/ 20
理解良知　/ 28

第 2 章　当反社会人格者属于你时
没有良知的孩子　/ 31

迷失的孩子　/ 38
冷酷-冷漠的大脑　/ 51
诊断塞拉斯　/ 55
治疗：积极权变管理　/ 60

保护其他孩子，以及你自己　/ 67

现在该怎么办？品行障碍患儿父母的行动指南　/ 75

第 3 章　工作中的邪恶人性
　　　反社会的同事、上司和专业人士　/ 79

互助行为的发展历程　/ 86

反社会人格者的竞争行为　/ 91

"封闭系统"中的反社会人格者　/ 96

现在该怎么办？保护自己免受工作中的反社会人格者伤害
　　的行动指南　/ 104

专业人士中的反社会人格者　/ 111

现在该怎么办？保护自己免受反社会专业人士的伤害　/ 117

第 4 章　法庭上的反社会人格者
　　　争夺孩子的监护权　/ 119

反社会人格者与监护权的决定　/ 125

教育你的律师　/ 137

配偶暴力对子女影响的研究总结　/ 141

在不依靠法院的情况下，你能自己做些什么　/ 144

自卫的利器　/ 147

成功的故事　/ 154

现在该怎么办？与反社会人格者争夺监护权的行动
　　指南　/ 161

第 5 章　最冷血的对手
　　　有攻击性的反社会人格者　/ 163

捆绑、折磨、谋杀　/ 166

冷血的行为　/ 175

网络暴力　/ 181

现在该怎么办？保护自己免受网络霸凌的行动指南　/ 184

第 6 章　克服反社会人格者的影响
　　　　十大指导原则　/ 187

对抗反社会人格者的十项关键指导原则　/ 194

第 7 章　是反社会人格者还是自恋者
　　　　认识自恋型人格障碍　/ 207

是自恋，还是反社会人格　/ 214

更多的异同　/ 225

冷酷的事实与苦情戏　/ 229

第 8 章　机构层面的反社会人格
　　　　公司　/ 233

反社会的公司　/ 236

第 9 章　善良的本质
　　　　同情、宽恕与自由　/ 243

同情的力量　/ 250

积极心理学　/ 255

致　谢　/ 259

注　释　/ 262

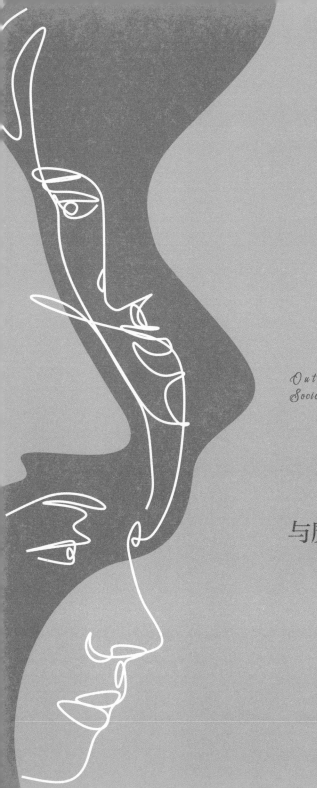

序言

与魔鬼决斗

在一个春天的下午，一辆崭新的 SUV 载着两个年幼的孩子和他们穿着讲究的母亲，出现在了我家的车道上。此时，我穿着沾满油漆污渍的衬衫和磨破的牛仔裤，正在清理汽车后备箱盖的底部，看上去肯定不像一个专业的心理学家。尽管这个女人妆容精致，可她看起来好像已经哭了好几天，我不禁为她感到难过。她找到了我，显然松了口气——尽管我穿着破旧的牛仔裤，刚见面时还一脸惊讶的样子。她说，她花了两个小时才赶到这座城市，还不确定我是不是住在这里。她告诉我，她被卷入了一场"地狱般的监护权争夺战"，而对方是一个冷血到可怕的人，她为自己儿女的幸福感到担忧。"为了拯救我的孩子，"她说，"我必须和魔鬼决斗。可我不知道该怎么做。"

她很确定，她的前夫并不是真的想做父亲，他向法院申请监护权只是为了"控制她"。由于她对孩子的爱和关心，她前夫很容易就做到了这一点。我向她解释，她的前夫想要看到他控制了她的情绪，所以每当遇到前夫时，她都要表现出平静（而不是惊慌）的样子，这样能有力地挫败他的这种企图。我还为她提供了一些建议，帮助她与律师富有成效地沟通。在她离开的时候，我很高兴地看到，她眼中不再有绝望，而是闪烁着坚定的光芒。

作为一名心理学家，我研究反社会人格并治疗受创伤的受害者已超过了 25 年，但直到开始写作有关反社会人格受害者的书之前，我一直没有充分认识到这种伤害的普遍存在。自从我的《当良知沉睡》（The Sociopath Next Door）一书英文版在 2005 年出版以来，我收到了大量读者的电话与来信，他们迫不及待地想要给我讲述他们遇到的那些没有良知的人。这些读者想要给我讲述故事的心情十分迫切，甚至有些人设法找到了我未公开的家庭电话号码，还有些人在我波士顿的办公室门外等待，希望能在我上下班的时候见到我。但这是第一次有人出现在我家门口。

我决定建立一个网站，专门提供一个邮箱地址，这样我的读者就能讲述他们的经历，而不必如此迫切地找我。我刚把网站建立起来，就不断收到来自世界各地的消息。大多数联系我的人（以及每天与我保持联系的人）都在与一个无法避开的、潜在的反社会人格者打交道：他们是监护权之争的对手、不能放弃的工作中的老板或同事、成年的家庭成员，也许最令人痛苦的是——他们的一个孩子是反社会人格者。

在这些来找我的读者中，有男人也有女人，他们来自各行各业，但都有某些共同的经历。他们都感到孤独，还有些疯狂：每个人都相信，自己是唯一曾被心智不正常的人愚弄或操纵的人。他们至少都与一个没有内疚、悔恨之情，甚至不会关心他人的人打过交道，至少都经历过一段令人怀疑现实的关系。而且，在读到《当良知沉睡》之前，所有这些受害者都认为，没有人会相信他们的离奇故事。我的书为他们提供了一些概念与话语，以便他们描述自身的经历。现在，他们在寻找保护自己和亲人的工具。我写作本书就是为了他们，也是为了所有那些必须和没有良知的人斗争的人。本书的主题就是如何战胜反社会人格者。

这些年来，几乎我收到的所有来信都可以自然地分为几类。自 2005 年以来，在媒体上和私下交流中，我被问及过无数有关这些关键主题的问题。在本书中，我会讨论所有这些问题：关于反社会儿童的残酷现实，以及该如何对待他们；有哪些具体的方法能战胜在工作中针对你的反社会人格者；如果与你争夺孩子监护权的对手是一个反社会人格者，那么面对这种可怕情况，你该怎么办；有攻击性（包括网络攻击）的反社会人格者；反社会人格者与自恋者的区别。本书中有一章讲的是具有反社会人格特征的公司，以及对于善良本质的思考。

大多数缺乏良知的人会试图融入社会（不想被抓住或监禁），他们会有一些"不被人看见的"道德过失和人际恶行。与普遍的误解相反，诉诸致命暴力的反社会人格者只是很少的一部分。他们更有可能是有破坏性的骗子和操纵者，在我们的生活中玩一些心理上、财务上和争夺权力的残酷游戏。他们占了家庭暴力施暴者中的绝大多数：这些人试图通过在家庭的私人空间里殴打配偶、孩子和老人，来增强自己的权力欲和控制感。这是我们很难发现这些人的原因之一。当反社会人格者犯下谋杀罪时，我们会深感不安。我会探讨反社会人格者的谋杀行为模式，以及这种攻击行为与非反社会人格者的暴力在动机上有何不同。

心理学家不愿意将回避作为问题的解决方案，但就反社会人格而言，我们进行回避其实是最佳的选择。无论是否有暴力倾向，反社会人格者并不遵守我们所有人都遵守的社会契约，并且具有独特的破坏性，永远无法与任何人建立真诚的私人关系或工作关系。他们唯一关心的就是如何控制他人，最明智的、危险性最小的做法就是完全避开这些人。然而，避开反社会人格者并不总是可能的。

在本书中，我会为你提供一些工具，用于对付那些无法避开的反社会人格者。你会读到很多故事，这些故事都受到了我收到的无数封信件的启发。在这些故事中，人们震惊地看着人类普遍接受的现实在他们面前分崩离析，他们在一个不再合乎常理的世界里勇敢地试图拯救自己和他们爱的人。人们被迫认识到，反社会人格者并不仅仅是一闪即逝的新闻里或令人震惊的纪录片中的抽象人物；反社会人格者是和旁人一样的人——他们伪装得很好，以至于他们的本性可能好几年，甚至几十年都没被人发现。

我更改了这些故事中的所有名字，以及任何有识别作用的细节，不过你依然能看到成功的例子：这些人成功战胜了那些似乎没有良知的人。但也有一些悲伤甚至可怕的故事。在这些故事里，冷血无情的人似乎最终取得了胜利。无论结局是好是坏，所有这些故事都说明了，对于邪恶的传统观念如何蒙蔽了我们的双眼，让我们看不清邪恶的真实本质。邪恶的行为来自情感的空洞。对这一点缺乏意识，大大限制了我们在日常生活中应对无情行为的能力。在本书中，那些基于真实世界的故事证实了对人性邪恶（在品性上和神经心理上的良知缺失）主要起源的一种全新、理性的认识，能够给予我们一种重要的优势，帮助我们在生活中应对那些反社会人格者，并面对我们这个时代的人为问题。我相信，为了我们的个人安全，甚至为了我们赖以生存的星球的福祉，我们必须放弃错误的信念（也就是我们对于反社会人格的"盲目"），并用知识和能力武装自己，有效地应对这种问题。

我们必须认识到，尽管反社会人格者以缺乏情感为标志，但他们是"情感吞噬者"。他们渴望通过引起我们的困惑、愤怒和恐惧，来看到他们对我们的控制。他们利用他人的消极情绪来获得满足。知道何时以及如何不流露情绪，如何在反社会人格者面前保持冷静，不让他们从我们最直接的感受上获得满足，是一项很关键的技能。他们在和你玩一个可怕的游戏，但我会告诉你如何改变游戏规则。

在《当良知沉睡》中，我提出了"良知"的第一个心理学定义。与以前的观点不同，良知不是一个思维过程，或者一套内化的规则；相反，真正的良知是一种强烈的情绪，建立在对另一个生命（通常是人，但并不总是如此）、另一群人，甚至在某些情况下，对人类整体的依恋上。我认为，如果没有与他人形成真正情感联结的神经心理能力，良知就不存在。我还讨论了反社会人格（情感依恋与良知的缺乏）的特点和成因，以及反社会人格者所能给他人造成的深深伤痛——他们却不会因此有任何良心上的不安。

在本书中，我希望能为这种反社会的想法与行为提供更为深刻的理解。这些想法和行为是由心灵的空洞所导致的，在那个空洞的位置，本应该有着善良的情感。我会给出一些实例来说明所有反社会行为中最主要的策略模式，这种模式就像在我们面前反复呈现的画面，但我们大多数人都没学过如何"看到"它。在这个世界上，有很多恋童癖牧师，有很多可以为了金钱而出卖灵魂（以及我们的星球）的CEO，有许多钩心斗角的监护权之争根本不是为了孩子的最大利益，还有许多虚伪的专家把他们的时间花在欺骗老人和穷人上。我们需要认清这些伎俩。

一个诚实的人怎么斗得过一个狡猾的反社会人格者，一个伪装起来的敌人，一个口是心非、恬不知耻的对手？一个对他人痛苦有着正常情绪反应的人，如何才能打败一个可以毫无负罪感地做任何事，不顾这些行为有多大破坏性、有多残忍的人？当最聪明的人都被善于算计的伪装者愚弄和操纵的时候（有时他们只是为了寻求刺激而惊吓他人），真诚直率的人该怎样才能让别人看清这个反社会人格者的真实本性呢？

我写本书的目的，就是为这些问题提供清晰而实用的答案，并正面处理那些可怕的自我怀疑——当有良知的人不得不面对无情操纵者时难免会怀疑自己。对于出现在我家门口的那位女士，以及许多其他人，我给出了乐观而鼓舞人心的答案。作为一个诚实而有爱心的人，你拥有的力量远比你所知道的要多。看清了反社会人格的模式，了解了反社会人格的真正本质，以及最重要的是，拥有了有效的方法来挫败反社会人格者的意图，你就能自信地识别反社会人格，并在生活要求你坚守自己立场的时候，能够以明智而有力的行动做出回应。

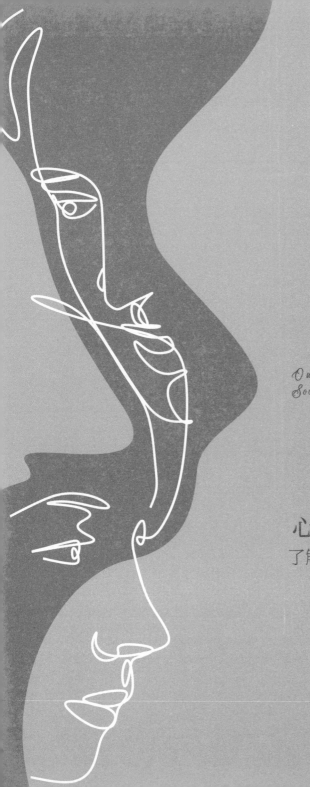

Outsmarting The
Sociopath Next Door

第 1 章

心灵的空洞

了解反社会人格

最难隐藏的是不存在的东西。

——埃里克·霍弗（Eric Hoffer）

为了解释为什么我提供的策略能够成功，我必须首先对你有关世界如何运作的基本信念发起看似矛盾的挑战。请想象世上没有邪恶这回事。如果你是个信教的人，就想象一下世上没有撒旦、没有黑暗王子、没有鬼怪、没有恶魔——没有任何形式的魔鬼。如果你不信教，那就想想看，如果你发现邪恶根本不存在于我们的世界上，你会有什么感觉，你对生活的看法会有多少改变。更令人吃惊的是，假设你得知邪恶从未存在过，它既不是一种事物，也不是一种狡猾的超自然生物，更不是一种神秘的力量或看不见的灵魂，甚至也不是普通人性中特别可耻的那一部分。请你尽情想象，邪恶只不过是一个古老的传说，就像北欧巨魔、大脚野人，或者需要乡村少女牺牲献祭的火山诸神一样。

"有什么意义呢？"你可能会说，"如果这样想，我们就不得不过多忽视生活本来的样子。"我们的世界充满了邪恶，而许多人看似非常擅长于此。也许邪恶不是一种力量，也不是一种东西，更不是一种长角的生物（甚至可以说，邪恶不是一个名词），但"邪恶"这个词肯定是个人人皆知的形容词：有"邪恶"的事情、"邪恶"的计划、"邪恶"的行为。人类对于这些是什么类型的事情、计划和行为，似乎有着共同的理解。那么，如果邪恶不存在，当我们使用这个词的时候，我们谈论的到底是什么呢？

我请求你们理解，根本没有邪恶这种东西，因为从心理学上讲，根本就没有邪恶。邪恶不是一种会入侵你身心的精神或事物，也不是人类原始大脑中的某个阴暗部分。恰恰相反，邪恶不是我们能够观察，或者至少能感受到的实体，而是一种缺失。邪恶不是某种东西，而是一种空洞——那里原本应该有某些东西。

真正的邪恶是一个空洞，仅此而已。我将在下一章介绍这个"洞"背后的神经学知识。现在，我们继续讨论邪恶是如何露出真面目的。

我们认为有的"邪恶"行为比其他的更为糟糕：我们认为连环杀人、种族灭绝比偷窃一名员工的养老金更令人发指。可以理解的是，我们会根据行为后果的严重程度（某种行为有多致命），以及有多少人会受到影响来做出这种判断。闯入别人的家中，为了好玩而折磨一家人的行为，可以被视为邪恶；谋杀数百万无辜者会被视为严重的罪行。但所有真正邪恶的行为，从罪恶滔天、难以言喻的反人类罪，到折磨配偶、侵吞他人储蓄的罪行，都是由这种心灵的空洞造成的。

我们可以通过思考下面关于一场单纯车祸的两个故事，来理解这个空洞的本质——这是一个源于神经发育不足的无底洞。在第一个故事里，两个人都有正常的大脑，他们的心理也都是健全的。在第二个故事里，其中一人的大脑中缺失了一些东西，不过，如果他的大多数朋友和家人得知这一点都会感到震惊。

在这场虚构车祸的第一个故事里，汤姆和杰克（两人都有正常的大脑）在一个下雨的夜晚，开车行驶在一条几乎无人的道路上，相向驶来。汤姆一时忘记了可能会有迎面驶来的车辆，慢慢把车开到了路中央，压着黄线行驶。当杰克从另一个方向驶来时，两辆车差点就以高速相撞。为了避开心不在焉的汤姆，杰克被迫把车开出了公路，栽进一条被雨水淹没的沟里。

神奇的是，他们俩都没有受伤。他们下了车，在漆黑空旷的路上向对方走去。汤姆既受了惊吓，又很尴尬。杰克也受了惊吓，而且很愤怒。他的豪车是全新的，他还煞费苦心把车擦得锃亮，准备和一位迷人的女士约会，他很想在今晚给她留下深刻的印象。

杰克对汤姆大喊："你这个白痴，你到底在干什么？"

汤姆是个顾家的男人，他只是想回家。他能听懂这是个反问句，于是他态度很好地道了好几次歉，然后提议，如果他们一起合作，也许能把杰克的车从沟里弄出来。他们费了九牛二虎之力，终于把车弄出来了，但在这个过程中，两人的衣服都被泥土和湿草地弄脏了。

此时杰克已经气得昏了头。看到自己衣服又脏又湿，之前一尘不染的车上滴下了棕绿色的泥水，他最想做的事就是报复。他脑中念头一闪：他的伯莱塔手枪还在车里。在听说这条路附近发生过几起劫车案件之后，他买了这把枪来保护自己。现在，路上空无一人，漆黑一片。他只需要打开车门，从保险箱里掏出手枪，然后"砰"的一声——这个傻瓜就不复存在了。

但是，你可能已经猜到了，杰克并没有向汤姆开枪。他非常愤怒，想杀了汤姆，但他没有这么做。更重要的是，他不能这么做，因为直接开枪打死一个陌生人，谋杀一个从未威胁过他的人，在他心里是一个不可能的选择。杰克的大脑是正常的，其中包含了敏感的神经结构，让他感觉到自己是与人类同胞联系在一起的。由于这种与生俱来的强烈联结感（这种属性包含了去爱家人、朋友的能力，以及对其他人共情的能力），杰克的心灵中包含了一种我们称为"良知"的强烈干预性情绪。此时此刻，他的良知正在对他大喊："不可杀人。夺走别人的生命是邪恶的。"

他开始觉得有些恶心，甚至连想到那把枪都会让他不安，所以他忍住了怒火，记下了汤姆的电话号码，回到车里。他愁眉苦脸、骂骂咧咧、浑身是泥、火冒三丈，开着车走了——但他没有杀人。

现在我们来讲第二个故事。汤姆2号就像汤姆1号一样，是个大脑结构正常的普通人，这样的大脑结构能让他在心理上保持正常。但杰克2号和杰克1号不同。杰克2号的大脑与人类同胞没有任何情感联结，这导致他的精神严重异常。尽管如此，他的异常行为却通常不会被其他人发现，甚至都不会被人注意到，除非在某些情况下（比如我们虚构的车祸），这些异常行为才会格外突出。

杰克2号与汤姆2号又一次在漆黑空旷的道路上相向行驶。就像上一个故事一样，汤姆心不在焉地压上了中线。当杰克开车过来的时候，他和汤姆侥幸躲过了相撞，杰克被迫把那辆昂贵的新车驶离公路，栽进了泥泞的水沟里。两人都没受重伤，但杰克勃然大怒。

杰克2号觉得汤姆2号差点就害死了他，又想起他本来稍后要见的美女，他发出了和杰克1号一样的大叫："你这个白痴，你到底在干什么？"

汤姆2号恭恭敬敬地道了歉，就像上一个故事一样，他提议他们一起把杰克2号的车从沟里拖出来。他们一起把车拖回到路上，但他们的衣服上因此沾满了黏糊糊的泥巴。

此时杰克2号暴跳如雷。他想杀死汤姆2号，他想象着，如果能从车里拿起那把无标记[⊖]的手枪，朝这家伙的脑袋开上一枪会有多开心。他检查了道路的两个方向，没有看到其他车辆。整个晚上的能见度都很差，现在又要起大雾了。他可以打死这

⊖ 在美国，用配件自行组装的枪支没有序列号，难以追踪和管控，这种武器就是没有标记的枪支。——译者注

个人，回到车里，若无其事地开走。他很可能逃脱惩罚。等尸体最终被发现的时候，人们会以为这场谋杀与恋人间的吵架有关，或者可能是一场劫车案出了岔子。

他把手伸进车窗，打开杂物箱，摸出放在里面的手枪。这种感觉很好。他的良知不会对他说话，因为与杰克1号不同，杰克2号头脑中只有一个空洞，那个空洞通常是人际联结与良知应该在的位置。由于杰克2号无法体验到人际联结的常见情绪，所以除了对这个糟糕夜晚的愤怒和想杀死汤姆的冲动这两种情绪之外，他什么都感觉不到。

他从车里掏出枪，对准汤姆2号的眉心。汤姆2号惊恐地举起双臂，就像要保护自己一样，开口说道："等等！"但还没等他说完，杰克2号就开枪了。

汤姆2号睁大了眼睛，难以置信的表情凝固了，他倒在人行道上，柏油马路上逐渐形成了一摊深红的血泊，雨点滴滴答答地落在上面。此时杰克2号感到一阵满足。他上了他那辆漂亮的新车，开走了，把那个陌生人留在那里等死。开了十英里（约16千米）后，他脸上还挂着微笑。

杰克2号的秘密问题

杰克2号在出生时，大脑中就有一种不易察觉的缺陷，这导致他的情感生活中出现了一个巨大的空洞。他是一个反社会人格者，和大多数反社会人格者一样，他人几乎不会察觉他的问题。事实上，唯一知道真相的人刚刚被杀了。虽然在多数情况下，与反社会人格者争吵不会置人于死地，但重要的是我们要意识到，唯一阻止他们作恶的不是良知，而是隐藏真面目的意图。

在需要表现正常的时候，杰克2号能很好地伪装自己的情绪。他本应该拥有真诚的人际情感，但他只有心灵的空洞。大多数认识杰克2号的人，如果发现他完全没有能力体验到人际关系中的温暖情感，包括爱，都会感到十分惊讶。他的伪装令人信服，但他从来都不是一个真正的朋友，他对人类同胞没有丝毫真正的关心。他不能真诚地爱或者关心他的家人，尽管他声称自己有这些感受。他对与伴侣建立情感联结没有真正的兴趣；如果他结婚了，这段婚姻将是没有爱的、单方面的，几乎可以肯定是短期的。如果说伴侣对他有任何价值，那必然是因为他把伴侣视为某种财产——失去她可能会让他发怒，但不会让他真正感到悲伤。如果他做了父亲，他连爱自己的孩子都做不到。

通常，正是连爱自己的孩子都做不到，让我们看到了这种反社会人格问题的真正严重性和恐怖。由于杰克2号不能爱自己未来的孩子，又怎能指望他对一个讨厌的、求饶的陌生人感到同情呢，又怎么能指望他同情那个陌生人的孩子呢？他根本不会。

温暖的情感（亲友之间的爱、关心、喜爱、感动）是正常人际联结的一部分，它们是我们所谓的"良知"的基础；没有这些情感，良知就不可能存在。良知永远存在于情感健全者的生活之中。只要表现得稍有些自私，我们中的许多人都会因为影响了其他人而感到良心不安：比如我们把家里最后一点儿橙汁喝光，或者把在沙发靠垫之间找到的 10 美元装进自己的包里，又或者用一句轻率的话打击了某人的情绪。与之形成鲜明对比的是，当杰克 2 号夺走一个人的生命时，他甚至没有一丝内疚。杰克 2 号心灵上的空洞，将难以想象的残忍行径变成了轻而易举的行为。正常的人性不允许杰克这样做。如果杰克执意这样做，他的良心会让他余生都感到羞耻。也不是魔鬼让杰克 2 号做这种事的。是某种特殊的心理和神经上的空洞让他做到这一点的，这种空洞从一开始就让杰克 2 号无法与人建立联结。

不仅仅是在黑暗、危险的高速公路上，在许多不同的情况下，我们都指望人际联结和良知的基本原则能约束他人的行为，而且在大多数时候，我们的期待都会得到满足。我们认为人们会遵守"不可杀人"的底线。我们相信几乎所有成年人都会比较温和地对待孩子。我们相信别人会遵守他们的诺言，尤其是当他们的诺言变成正式的合同时。我们希望银行家、经纪人、顾问不会偷走我们的财产。我们相信朋友和家人不会为了自己的利益而利用我们的私密信息。美国的法律制度就建立在这样的观念之上：人们在上帝面前发誓不会说谎，他们就真的不会说谎。令人惊讶的是，即便是 21 世纪的社会也相当依赖荣誉制度，当我们遇到一个根本不受荣誉、良知或人际联结约束的人时，我们就可能遇上大麻烦。无论是在偏远的高速公路、会议室、法庭、家中，还是在人际关系脆弱的地带遇见这样的一个人，我们都可能会措手不及，陷入危险。

这些无情的人总会让我们感到困惑。当我们听说一种特别可恶的行为时，我们会称这件事"不可理解"，并会问道：怎么会有人这样做？这种人还怎么在镜子前面对自己？我们的这些问题，通常有一个简单的答案：作恶者照镜子时没有任何心理负担，因为他没有那种让自己感到无法忍受的内疚与羞耻的内在机制。

与反社会人格者的互动很少置人于死地（就像汤姆2号与杰克2号的事情那样），但与他们的接触几乎总有这样或那样的破坏性。与反社会人格者打交道是危险的，无论我们有没有意识到对方的本性（在一开始，我们通常不会意识到）。例如，故事中的杰克2号开车去见的那个女人，很可能就不知道他的问题。如果没有遇到挑衅和适当的机会，就像在漆黑偏僻道路上遇到可怜的汤姆2号那样，杰克2号是不会杀了她的。在极有可能被发现并受到惩罚的情况下，即便是反社会人格者也会克制自己的意愿。不过，如果她开始和杰克2号交往，杰克2号几乎肯定会在情感上和经济上伤害她，或者以其他不太可能引起官方注意的方式伤害她。如果她有钱，或者拥有有用的社会、职业关系，又或者有任何杰克2号感兴趣的其他东西，他都会想办法将其据为己有。总而言之，杰克2号会试图控制她、操纵她，通常只是为了好玩。她与杰克2号分享的生活越多，她的生活就会受到越严重的伤害。

如果她像大多数遇到反社会人格者的人一样，她就有可能怀疑自己的价值和理智，而不是相信这个简单但令人难以置信的事实：杰克2号没有良知。

反社会人格的定义

反社会人格的概念并不新鲜。至少两个世纪以来，世界各地观察人类行为的人都对这种没有良知的现象进行了描述，并给这种问题起了各种各样的名字，包括"不伴谵妄的躁狂症"（manie sans délire）、悖德症（moral insanity）、道德低能（moral imbecility）、精神病态性人格卑劣（psychopathic inferiority）、精神病态（psychopathy）和反社会人格（sociopathy）。在我的工作中，我使用"反社会人格"这个词，但这个词语和其他称呼（包括精神病态）之间没有普遍认可的区别。有一个流行的观点认为"精神病态者"有暴力倾向，而"反社会人格者"没有，但这个观念是不准确的。这两个词经常互换使用，都是指没有良知的人，但这个人可能有也可能没有暴力倾向。以没有内疚感为核心特征的精神疾病，是现代精神病学发现的第一种人格障碍。1812年，被称为美国精神病学之父的宾夕法尼亚大学教授本杰明·拉什（Benjamin Rush）在著作中提到过一些人，这些人似乎有着他所说的"道德功能变态"。

1994 年，美国精神医学学会的《精神障碍诊断与统计手册》（第4 版）（以下简称 *DSM-IV*），也就是所谓的精神障碍的圣经，[1] 列出了一种"无视和侵犯他人权利的普遍模式"，这种问题与拉什提到的情况类似，并为之赋予了一个更中性的名称——"反社会型人格障碍"（antisocial personality disorder）。

根据新版（2013 年）《精神障碍诊断与统计手册》（第 5 版）（以下简称 *DSM-5*），反社会型人格障碍"以不遵守社会规范、欺骗、冲动、犯罪行为、缺乏懊悔之心的普遍模式为特征"，当出现以下七种"精神病态人格特质"中的三种或以上时，就可以做出诊断。

1. **操纵欲**：经常使用欺骗手段来影响或控制他人；通过引诱、魅力、花言巧语或讨好来达到自己的目的。

2. **欺骗性**：不诚实和欺诈；自我伪装；在叙述事件时夸大或捏造。

3. **冷酷**：不关心他人的感受或问题；对于自身行为给他人造成的消极、有害影响，不会感到内疚或懊悔；有攻击性；有施虐倾向。

4. **敌意**：持续或频繁的愤怒感受；对轻微的冒犯和侮辱表现出愤怒或易激惹；做出卑鄙、下作或报复性行为。

5. **不负责任**：无视或不履行财务或其他方面的义务或承诺；对协议和承诺缺乏尊重，也缺乏履行承诺的行动。

6. **冲动性**：对即时的刺激立即做出反应；没有计划或不考虑后果就立即行动；难以制订和执行计划。

7. **冒险**：不必要地、不顾后果地从事危险、有风险、有可能伤害自己的活动；容易无聊，会不加思考地采取行动，以打消无聊情绪；不关注自身的局限，不顾及自身的危险。

编写这种诊断描述的科学家试图从可以直接观察到的行为来描述，而没有考虑内在状态与情绪，因为考虑后者需要诊断医生学会"读心"。在一定程度上，就是出于这个原因，《精神障碍诊断与统计手册》从未提及"良知"这个词（一定程度上，也是因为人们认为涉及道德主题的概念在精神病学的命名法中没有一席之地）。相反，《精神障碍诊断与统计手册》提到的是行为特征，比如冷酷和欺骗性，它们比"良知"或"良知的缺失"更容易观察。

反社会人格的欺骗行为（如"不诚实和欺诈"）往往会借助伶牙俐齿和表面上的诱惑力，这种口才和魅力让反社会人格者能够引诱他人（无论是在比喻意义上，还是在真实意义上）；还会利用自己容光焕发的气质与魅力，这种气质和魅力能让反社会人格者看上去比他周围的人更有趣。他比其他人更率真、更热情、更复杂、更性感、更诱人。反社会人格者的常用伎俩包括趋同行为（isopraxism），这是一种近乎催眠的行为。趋同行为，也叫反射性镜映（reflexive mirroring），指的是模仿他人的肢体语言、手势、音调、口音、用词、比喻、面部表情，甚至呼吸频率。这种行为经常自动出现在亲密朋友、恋人和调情的人之间。在通常情况下，双方都不会注意到趋同行为，这种行为往往会加深健康关系中两个人之间的信任感和情感亲密度。

不幸的是，为了诱骗和操纵受害者进入明显不健康的关系，反社会人格者可以有意识地做出这种制造信任感的行为——同时，他还会不断夸张地奉承对方，并显得好像很关心受害者的兴趣与关注点。此外，反社会人格者在散发魅力的同时，有时还会大肆吹嘘自己，从而可能吸引"被迷住"的受害者，但从更客观的听者角度，他们的话可能听起来很奇怪，甚至很可笑（"总有一天，这个世界会意识到我有多特别"或"你知道，在接触了我之后，你就不会对其他男人满意了"）。

反社会人格者对兴奋和刺激的需求比正常人大得多，这种长期的需求往往导致他们在身体、经济和社交方面寻求令人震惊的风险。（"我们在飓风期间去海滩吧。""我们为什么不把钱都投在这支高风险股票上呢？我知道它会暴涨！""我们去参加上司的私人婚礼吧。你不想看看她脸上的表情吗？"）对于那些生活较为谨慎的人来说，这样的冒险起初可能有些刺激、很有吸引力，而反社会人格者很容易吸引别人和他们一起尝试危险的行为。对那些受良心约束的同伴造成伤害之后，他们却拒绝为此承担任何责任。

一般而言，反社会人格者最出名的就是他们病态的谎言和欺骗，以及与爱人和"朋友"的寄生关系。他们尤其突出的特点是情感浅薄，他们所声称的任何情感都是空洞而短暂的，他们的冷酷也令人震惊。

当反社会人格者的操纵和冷酷行为（在有些情况下，甚至还是违法行为）受到质疑时，他们很善于流下鳄鱼的眼泪，扮演受伤或脆弱的角色。事实上，我在《当良知沉睡》一书中所说的"苦情戏"（旨在利用正常人的同情与关怀倾向的行为），往往是非专业人士唯一能够看出来的、反社会人格的表现。如果反社会人格者的某些特别恶劣的行为被人发现，而且反复声称自己无辜却不起作用时，这种"苦情戏"通常就会出现。突然间，反社会人格者会声称他受了伤害，极度抑郁、悔恨异常，或者身体有病。当反社会人格者被揭穿后，他们采取的典型策略有三种：声称自己无辜（"我为什么要做那种事？"），然后演苦情戏（"我最近有自杀的念头，这种指控会把我逼到崩溃边缘的！"），最后，如果否认事实或苦情戏都不能搪塞过去，他们就会表现出令人震惊的、看似不合理的愤怒，包括威胁指控者：如果指控者不依不饶，他们就要伤害他。

尽管我们可能知道上述所有反社会人格的"症状"，但我们通常看不见反社会人格者。因为我们无法了解良知缺失所造成的巨大空洞，我们"看"不到，更不能了解可能就站在我们面前，甚至睡在我们身边的反社会人格者的真实本性。我们既看不出，也不能了解反社会人格者，而且我们普遍怀有一种信念：在内心深处，所有人都有良知。所以，我们在与那些毫无良知的人打交道时，几乎毫无胜算。

大多数反社会人格者看起来都不像坏人，这使得他们更加难以被识别。查尔斯·曼森（Charles Manson）⊖本人除外，反社会人格者看起来都不像查尔斯·曼森。反社会人格者的脸既不可怕，也不邪恶；他们看起来也不像疯子。他们不会躲在黑暗的角落，用威胁的声音讲话，或者非常愤怒。大多数反社会人格者的长相和声音都和我们一样。和我们一样，他们在教育程度、智力和天赋上差别很大。他们既可能从事报酬低微的工作，也可能位高权重，从事专业的工作，也可能从事这两个极端之间的许多工作。他们可能是福利领取者或福利政策制定者，可能是工人或工厂老板，可能是学生、教师、艺术家、医生、律师、CEO，可能是我们在社会中能遇到的任何人。他们看上去和我们一样，似乎过着和我们一样的生活，他们中的绝大多数人永远不会被警察追捕，不会被法庭审判，也不会被关进监狱。

与普遍看法大相径庭的是，大多数"悖德症患者"并不是杀人犯。反社会人格者会用无数种方式进行控制、操纵和破坏，但大多数做法都未升级到致命暴力的程度。嗜血似乎只是少数人的主要动机。对大多数人来说，有一层更有意义的考虑：没有良知的人和正常人一样，也不想进监狱，或者被判死刑；比起让爱人陷入财务危机、悄悄破坏同事的前途或者在一个脆弱的人心中留下永久的心理创伤，杀人更有可能被执法机构发现，并受到严厉的惩罚。没有内疚感的人缺乏限制自身行为的内在机制，但他们显然是精于算计的。如果可能出现严重的外部后

⊖ 美国连环杀人犯。——译者注

果，他们可以、也经常会通过冷静的理智来控制自己的行为，以免引起执法机构的注意。

反社会人格者做出肢体攻击行为时，通常会在家里，远离公众的视线。在多次虐待兄弟姐妹、老人、儿童和配偶的案例中，反社会人格者是最常见的施暴者。《精神障碍诊断与统计手册》在"冷酷"这项描述中提到过这种倾向，"冷酷"中可能包括攻击性和虐待倾向。家庭暴力很少被起诉成功，也可能根本不会被起诉，所以从反社会人格者的角度来看，这种行为的后果并不严重。

人们可能很容易认为，我们的监狱里充满了反社会人格者，但事实并非如此。恰恰相反，因反社会行为而被捕入狱只是意外而非常事。研究反社会人格（以及反社会人格受害者）的研究者发现，反社会行为所涉及的罪行往往不在现行法律制度之内。平均而言，在美国只有 20% 的囚犯是反社会人格者。[2] 可以肯定的是，在这 20% 的罪犯中，有相当大的比例是长期罪犯，[3] 有一半以上的最严重罪行（勒索、持械抢劫、绑架、最残忍的谋杀）都是由这些人犯下的，他们的罪行还包括危害国家罪（叛国、间谍、恐怖主义）。尽管如此，监狱中的反社会人格者只占两成。反社会人格者即使真的违反了法律，往往也能通过假装的情绪和表演来欺骗和操纵法官与假释委员会。[4] 不列颠哥伦比亚大学心理学家斯蒂芬·波特（Stephen Porter）称反社会人格者的表演为"奥斯卡奖级别的"。[5] 波特博士的研究表明，反社会人格者进入惩教系统的速度相对较快，提前释放的概率也是非反社会罪犯的两倍多。

没有什么人比聪明的反社会人格者更善于欺骗和操纵他人了，但他们看上去和其他人没什么两样。我曾无数次问过曾经的受害者，他们早先是否怀疑过自己被骗了，几乎所有人都给出了相同的答案。一开始，他们看到的是一个非常有魅力的人，对别人说的话很感兴趣，是一个很会恭维别人的人。他们没看到危险的信号。在受到伤害之前，他们毫不怀疑此人，许多人在受害之后的很长一段时间内也是如此。不列颠哥伦比亚大学的罗伯特·黑尔（Robert Hare）教授是心理学量表"罗伯特·黑尔反社会人格检查表"（Robert Hare's Psychopathy Checklist）的作者，该量表的修订版（PCL-R）被公认为全球研究者和临床工作者的标准诊断工具。上面的监狱统计数据就出自黑尔教授的研究。黑尔毫不掩饰地这样描述他的研究对象："每个人，包括专家，都可能被他们蒙蔽、操纵、欺骗，被他们弄得晕头转向。一个'好'的精神病态者，能在任何人的心弦上演奏一首协奏曲……最好的防御方法就是了解这些人形掠食者的本性。"

他们的伪装可能是无懈可击的，因为他们对猫捉老鼠的游戏、支配和控制的痴迷是我们难以理解的。大多数人都是正派的。我们想要的，主要是尽可能幸福、平静地生活，照顾好自己和家人，看着孩子长大，并且希望他们能有机会也过上同样的生活。虽然我们都有自私的时候，但总的来说，我们会努力工作，做出很多牺牲，以保全我们所爱之人的幸福，并从我们的工作与活动中获得意义。在我们的内心深处，我们并不认为生活本身是一场游戏。对我们大多数人来说，生活是需要认真、努力的，生活最好的回报就是爱和人际联结。当你发现并非所有人都有爱的能力，并非所有人都有良知，有一小撮没有良知的人造成了人类最多的痛苦时，你可能会感到困惑，甚至会震惊。

理解良知

在我们历史的大部分时间里，我们一直不理解（实际上，是不愿理解），没有良知从本质上讲是天生的、不变的。因此，这样的人对关怀（甚至理性）的诉求、对道德关切，甚至在很大程度上对我们正式的法律制度都不以为意。我们尤其忽略了这一事实：心理上的否认，包括我们将邪恶视为实体事物或外部力量的倾向，都使得反社会人格的问题在不为人知的情况下滋生蔓延。

我们可以了解一个非常具有启发性的问题的答案，从而加深对于反社会人格的理解：那些看似完全不同的无良者有什么共同之处？诈骗他人钱财的冒牌投资者和可怕的连环杀人犯之间有什么共同之处？还有，臭名昭著的骗子、连环杀人犯，与我们社会中那些无数被视为正常人（或办公室恶霸和家庭暴君）、没有新闻价值的反社会人格者有什么共同之处？正如你开始发现的那样，答案就是反社会人格者心中的冰冷、无情的空洞。

无论这些个体有哪些令人迷惑的差异，你都会在下一章发现，这个空洞会造成哪些心理特征。

将"邪恶"理解成一种心理和神经上的缺陷，可能会让你的思维模式突然发生转变，这种转变也许还会令人震惊。"看"不到反社会人格会让我们变得脆弱、恐惧；相反，知道反社会人格的空洞在现实世界中的样子，能让我们看得更加清晰，能够开始用理性、人道和有效的方式应对那些无情的人，而不会惊慌、怀恨在心或有迷信观念。在接下来的四章里，我会讨论四种反社会人格者：①你的孩子；②你的同事或者必须用专业态度去应对的人；③在法庭上与你争夺孩子监护权的对手；④对你实施肢体暴力或通过网络霸凌你的人。在讨论完这些类别之后，我又用一章内容涵盖了保护自己的十项指导原则。

遇到反社会人格者时，最关键也最具挑战性的原则，就是罗伯特·黑尔教授提倡的一般性原则：要打败反社会人格者，你就必须了解"人形掠食者"的本性。我希望下面的内容能让你清晰地了解他们的本性，这样你就可以保护自己免受他们的伤害，满足你用新的方式"看清"这些人的需求，帮助你不再感到那么疯狂和孤独。

在下一章中，我会讨论一个问题，这个问题很有可能从根本上改变你对"邪恶"的意思的思考方式，以及你对坏人、好人，甚至整体人类的看法。我们首先看到的是一些慈爱父母的叙述，他们正在努力应对他们"心中空空如也"的孩子——他们的儿女与我们数世纪以来对人性的看法截然相反，这些孩子生来就没有爱的能力。

对于父母来说，为了抚养一个永远都不会爱任何人，甚至连父母都不会爱的孩子，他们能从道德和人道的角度做些什么呢？为了理解这个问题的严重性，深入了解"反社会人格者在年幼时是什么样"这个争议性话题，我们来看看超级风暴"桑迪"袭击纽约后的一个早晨，一个名叫塞拉斯的男孩的故事。

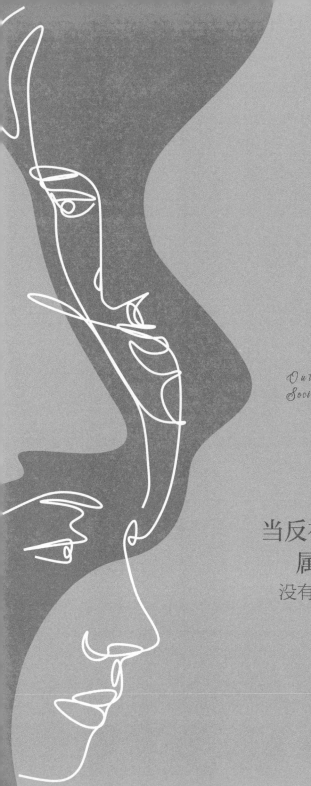

第 2 章

当反社会人格者
属于你时
没有良知的孩子

我很难相信我生下的漂亮孩子与我那怪物一样的大儿子竟然是同一个人。

　　　　　　　　　　　　　　　　——一位来自田纳西州的母亲

　　什么样的小女孩会从看到父母哭泣中获得极大的乐趣?

　　　　　　　　　　　　　　　　——一位来自多伦多的父亲

11 岁的塞拉斯觉得他母亲是个傻瓜，因为她没有赶在超级风暴"桑迪"到达斯塔滕岛之前带他们前往避难所。从另一角度来说，他很高兴，因为终于发生了一件不那么无聊的事情。在漆黑的房间里，他在杂乱的单人床上坐了整整一夜，听着暴风雨的声音。米德兰海滩离这里只有一英里远，海浪和风的声音听起来就像有一列巨大的货运火车直奔房子而来。墙壁在颤抖，他甚至能感觉到墙壁的动静，随着每次风浪逐渐增强，塞拉斯都会大声说道："太棒了！"此时，暴风雨渐渐开始平息，他想到了外面那些可能刚刚死去的人："这可真是太有趣了。"

一丝微弱的阳光透过了母亲贴在窗户上的胶带，塞拉斯决定行动起来。他想，他得早点出门，赶在其余邻居鼓起勇气出门之前，赶在大多数救援人员到达海滩之前。在夜里，他就把这一切都盘算好了。他会穿上雨靴和带兜帽的黄外套，还要带上一个母亲放在厨房水槽下面的黑色大垃圾袋。

此时，他穿过门厅，向厨房走去，经过了母亲的卧室，看见她还在屋里，房门是关着的。她不会阻止他出门的。她早就不再和他争执了，更别说试图控制他了。塞拉斯想做什么就做什么。他知道，母亲决定不去避难所，在一定程度上是因为害怕他会在众人面前做出"可耻"的事情。事实上，这样做太容易激怒她，甚至已经没意思了。至于他的父亲——两年前就离开了，主要是因为应付不了塞拉斯。

塞拉斯的母亲在卧室里，她并没有睡着。听到门厅里有脚步声，她打开了卧室的门，焦急地听了一会儿，然后慢慢地朝厨房走去，右手指尖沿着墙壁滑动，仿佛是为了保持平衡。当她到厨房的时候，塞拉斯正在从盒子里拿出一个塑料垃圾袋。

"你在做什么？"她问。

"不关你的事。"他答道。

他把垃圾袋塞进外套的口袋里，看也不看母亲一眼，打开被雨水冲得干干净净的厨房门，走了出去——母亲知道这是一个非常危险的黎明。她尽量不去想这个念头，但她控制不住自己：如果他再也回不来了，她会有什么感觉？说实话，她并不知道，这种内疚感紧紧地挤压着她的肺部。她几乎总是感到羞耻和恐慌，她已经不记得上次能深吸一口气是什么时候了。

塞拉斯走下屋后的楼梯，吃力地蹚过积水，来到了像沼泽一样的前院。很明显，最糟糕的暴风雨已经过去了，但铅灰色的天空仍带着令他满意的不祥之感。他注意到的第一件事是，他的房子侥幸逃过了一劫。街对面的大部分房屋都被严重损毁。其中一座房子失去了整个屋顶——被干净利落地砍头了。"太棒了!"他低声自言自语道。他戴上兜帽,走到马路上,在那里蹚过积水要容易一些。他走向通往海滩的十字路口。在十字路口那里,道路还没有完全浸在水里,柏油马路上有一只红蓝相间的小螃蟹,显得很不搭调。他停住脚步,用雨靴把螃蟹翻了过来,想看看它会有什么反应,但螃蟹只是躺在那里,露出土黄色的腹部,挥舞着一只钳子。他用脚后跟踩住螃蟹的肚子,直到它发出一声轻微的嘎吱声,然后他继续沿着道路朝海岸走去。他走到附近的游乐场,看到一艘船停在秋千前面——一条真正的海船。这番景象让他大笑出来。

游乐场那片区域看上去就像被轰炸了一样。很多房子都不复存在了,只剩下地基的残余。他甚至不知道从何找起。死人会在哪儿呢?他正想着,就看到了离他最近的锯齿状灰色地基(房子已经不知去向)里有某件鲜红色的东西。他避开四周断裂的电线和电缆,爬过一堵低矮的煤渣砖墙,进入了那个曾经有人有物的可悲长方形区域。他的膝盖下方都淹没在水里,天知道水里还有什么。夹在两块地板碎片之间的红色物体,原来是大红狗克里弗的毛绒玩具。他把玩具拽出来,打量了淋湿的克里弗一会儿,决定把它放进垃圾袋里——虽然不是钱,但还算不错。

再往大海那边去一点儿,还有几座房子,不知何故,没有被风吹得完全脱离地基。其中一座房子看上去好像是被什么东西从中间劈了个对半，整个右边部分都歪了。在房子的裂口那里，有一个足够大的缺口，能让塞拉斯11岁的身体挤过去。在没有歪掉的那部分房子里，东西乱糟糟、湿漉漉的，但内部的墙壁看起来完好无损，令人惊讶。这家人一定是在暴风雨来临之前就离开了，因为这里没有尸体。他四处寻找可能感兴趣的东西。在一间卧室的地板上，他发现了三条闪闪发光的项链和一枚戒指，于是把它们扔进了垃圾袋里，但房子里的其他东西看起来都不值钱，尤其是所有电子设备都湿透了。翻遍了厨房的橱柜，他确实发现了一包不错的奥利奥饼干，也放进了垃圾袋里。在厨房的一个抽屉里，他发现了一个几乎没湿的文件夹，里面装满了一个小男孩生日聚会的照片。他翻了翻照片，发现所有聚会都是在这间房子里举办的。等他们回来的时候，妈妈爸爸看到这些照片保存下来会很高兴，他想，然后冷笑着把照片扔进了地板中间的一摊浑水里。

他想，在太多的救援人员和警察出现之前，他可能还有时间去一个更好的地方，于是爬出了被劈成两半的房子。就在不远处，有一座大一点儿的房子，看起来很不错。环绕房子四周的门廊都脱落了，所以他不得不从摇晃的门廊和墙面上的一个巨大缺口之间的木板上走过去。即便是对他来说，这里也有点儿危险，但他成功了。这次他先检查了厨房。他立即注意到，在暴风雨过后，有一个手电筒和一盒蜡烛不知为何留在了厨房的桌子上。他敢肯定，昨晚有人待在这所房子里，而且不管那人是谁，都料到了会停电。也许那个人还在这儿。

"喂！有人吗？"他叫道。

没人回答。

他需要回想起来：当他那可笑的母亲决定留下来的时候，她做了什么来应对风暴？她在窗户上贴了胶带，把手电筒拿出来了——然后去地下室关掉了燃气。他环顾厨房，看到一扇开着的门，通往一截楼梯，于是他拿起手电筒，开始朝下走去。他看到下面有什么东西在手电筒的照射下闪闪发光。走到楼梯底部时，地窖里的积水已经淹到了他的腰部。他用手电筒照了一下四周，看到一具尸体，脸朝下漂浮在水面下。死者的头发是白的。也许是某个没用的老头，他应该在暴风雨来之前离开这里的。塞拉斯蹚水来到尸体旁边，在他身下摸他的裤子口袋。第一个口袋是空的，但毫无疑问，第二个口袋里有个钱包。塞拉斯掏出钱包，放在手电筒的光线下。里面有一些粘在一起的照片，一张信用卡，还有两张 100 美元的钞票。真棒！

他想留下来再盯着那个淹死的人看一会儿，但他知道自己得抓紧时间了。他盯着尸体看了很久，然后爬回厨房，找回了他的大塑料袋。他把湿透了的钱包和其他东西放在一起，迅速环顾了一下房子里的其他地方，但没有什么可看的，只有很多书。就在他打算离开的时候，他发现了一堆 CD，最上面的一张写着"马友友"。他觉得这张 CD 很有意思，于是把它和其他东西一起放在袋子里，郑重其事地拉紧了拉绳。外面有手电筒的光，有人蹚着水在四周走来走去。他肯定不想被抓住，而且他又饿又冷，浑身湿透，所以他把兜帽拉低，遮住脸，朝家走去。到家的时候，母亲已经再次回到了卧室里，房门紧闭。他回到房间，换上干衣服，从袋子里掏出钱包，把信用卡和两百美元放进了自己的口袋里。他拿出奥利奥，从包装袋里取出十来个，整齐地摆在床上。然后他开始大快朵颐，把每个饼干都拧开，先吃夹心，就像其他孩子一样。

三天后，他母亲溜进了他的房间。如果被塞拉斯发现了，她就会说她在打扫卫生，但实际上她是在找暴风雨后的早上塞拉斯拿走的垃圾袋。他去干什么了？她在衣柜里发现了那个袋子，藏在一件脏衬衫下面。她在袋子里发现了湿漉漉的大红狗克里弗——已经开始发霉了，还找到了一包打开的奥利奥、一张古典音乐CD，还有一些看起来像真货的金首饰。袋子里还有些别的东西。她把手伸到袋子底部，掏出来一个卷曲僵硬的皮革钱包。里面没有钱，只有一些被毁掉的照片。过了一会儿，她想到了钱包可能来自哪里，她把钱包扔到地板上，就好像它是一只毒蜘蛛。她浑身颤抖，喘不过气来，她坐在塞拉斯的小床上，双手捂着脸，为她迷失的孩子哭了起来。

迷失的孩子

塞拉斯，11岁，天不怕地不怕，既残忍又喜欢偷窃，他情感冷漠，没有爱的能力。他绝不是一个天真的孩子，他的故事几乎让人难以相信。但事实上，像塞拉斯这样的孩子的确存在于现实世界。

儿童的天真对成年人来说极为重要。孩子会自发地爱着我们，没有我们在生活中形成的坚硬棱角。他们可以提醒我们，在这个世界教会我们在焦虑的伪装下隐藏成年的自我之前，我们也曾这样坦然地面对自己的生活。小孩子几乎不懂欺骗：他们会因为挫折、痛苦和真正的需要而哭泣，只会在真正高兴的时候才发笑，而且他们经常很高兴。他们对需求、快乐和惊奇的直接体验，以及别无用心地去爱的能力（这就像一个奇迹），体现了某些我们最珍视的理念：生而为人的意义。

得知并非所有孩子都是纯真的，可能会让人产生某种存在主义式的恐惧，甚至产生恐惧的生理反应。我在真实生活中第一次了解不纯真的孩子的经历，真是让我不寒而栗。当时，我还是一名在心理诊所工作的年轻研究生，轮到我去给一名 12 岁的强奸犯进行入院评估了。就在那天，到了一对一面谈的时候，我突然有一种莫名的焦虑，还有让人很不舒服的愿望——我不想见那个等着我的人，我对这个案例在知识上的兴趣已经没那么大了。我静下心来，走进接待室。我看到的场景让我大吃一惊：他只是一个 12 岁的男孩。如果有什么区别的话，那就是他看起来比实际年龄更小，是个瘦骨嶙峋的孩子，一件很大的毛衣领子从他的脖子上耷拉下来，这件毛衣可能是他母亲让他穿的。他浅棕色的头发垂到脸上，头发后面的蓝眼睛看上去很无聊，就像在满是大人的候诊室里的孩子的眼睛一样。他看上去一点儿也不吓人，我相信如果他很吓人，我会感觉更安全。

我知道，大约一个月前，这个看上去正常的男孩藏在他妹妹的卧室里，强奸了她。他母亲踢开锁着的门，发现她12岁的儿子正压在尖叫的6岁女儿身上。此刻，他坐在候诊室里，陪伴他的是他的家人，他们在等待的时候紧紧地挨在一起：这个男孩、他疲惫的父母，还有他6岁的妹妹——这个女孩紧紧地抓住母亲，似乎想爬到她膝盖上。

我带着这个男孩进入了个体诊疗室，他在我对面的椅子上坐了下来，仍然是一副无聊的样子。对于我的问题，他的回答很简单，即便对于他这个年纪的孩子来说也是如此。

我问："你知道你为什么会到这儿来吗？"

"知道。"他说。

我希望他能多说一些，于是问道："你能告诉我为什么吗？"

他说："因为我做的事。"

"你做了什么？"

"我猜我伤害了我的妹妹，或者是这一类的事情。"

"你伤害了你的妹妹？你对此感到难过吗？"

他环视了一下这个小房间，没发现什么感兴趣的东西，就回过头看着我。

"当然。"他说。

我其余的问题都得到了类似的回答，虽然他的话都很得体，但无法令人信服。除了资料表上已经记录的事实之外，我对他几乎没有了解到更多的东西。和他坐在一起的30分钟里，他没有表现出任何暴力倾向，也没做出其他明显令人不安的行为。然而，奇怪的是，他似乎并不为自己的行为感到内疚，也不害怕自己的处境，甚至对我的问题也不感到尴尬。事实上，他一点儿情绪也没有流露出来。唯一有情绪反应的人是我，而我的反应很不同寻常：我是个成年人，在那个场合下是权威，而他身材矮小，也很顺从，但和这个孩子单独待在一个房间里，我却感到焦虑。当我告诉他可以回候诊室的时候，我的心跳得很快，感到有些头晕。

他是在儿童保护服务机构和家事法庭的命令下来接受治疗的。我的职责只是给他分配一个合适的治疗师。我把他转介给了一位心理学家，这位心理学家经常治疗法院强制要求治疗的患者。在那次短暂的会面之后，我就再也没有见过这个男孩。多年以来，我也见过其他有着同样令人不安的过去的孩子，但在他们所有人当中，我记得最清楚的就是那个男孩。也许因为他是我见过的第一个儿童强奸犯，也可能因为他父母悲伤而疲惫的面容——他们的眼睛失去了笑意和活力，让我无法忘怀。我知道他们的麻烦才刚刚开始。那时，他们的儿子还是个小男孩，小到可以强行带他去看心理治疗师。再往后，他会长得很高、很壮，父母就再也无法强迫他做任何他不想做的事了。我想，也许就在我遇见他的那天不久之后，他就会开始随心所欲地做事了——无论是什么事，都会破坏他的家庭，严重地伤害其他人的生命。

我只是和他相处了半个小时，就感到很紧张。那么他的父母呢，那两个永远也摆脱不了他的人又会怎样？他们最后会因为儿子的冷血而自责吗？当他们知道自己和这个孩子的命运永远联系在一起的时候，又是如何应对的呢？父母的爱能经受多少恐惧和羞耻的考验？作为一个完全没有内疚感的孩子的父母，那是一种什么感觉？

下面这封信是一个绝望的父亲给我写的。

我有个儿子被诊断出反社会人格了。他才 18 岁，过去的 5 年就像生活在地狱里一样。他转了 5 次学（其中还有一所军事化学校、几所暑期学校），才从高中毕业。他非常暴力，深陷毒瘾，可能是我见过的最恶毒的人。他从不承认错误，对任何事都毫不后悔。

他上学的时候，我要和警察打交道，还得处理他被学校开除、突然的暴力行为、戒毒中心的事务，还有他所做的一切其他事情。我的问题是，我得应付可怕的记忆闪回，我不理解为什么会发生这种事情，也难以承受那种内疚感：我让这种情况持续了那么长时间。我试过心理咨询，但咨询师似乎不能明白这种问题有多糟糕。

我想让妻子、小儿子和我自己的生活重回正轨。我也想原谅（我的大儿子），但我现在做不到。我的直觉告诉我，他最后会进监狱，而我也知道自己对此无能为力。

下面还有一段相似的描述。

我儿子很聪明，但他所有的聪明才智都用在了阴暗的地方。我是在他上高中的时候意识到这一点的。和他打交道的人都很痛苦。他口中最好的朋友上吊自杀了。每次和其他孩子玩游戏的时候，他都会反复殴打其中的一人或几人。有一天，他把一个滚烫的熨斗放在了他六岁妹妹的脖子上。我们不得不送她去医院。这种事总是接连不断。

在这两个简短的故事里，我们可以发现这种没有内疚感的孩子有许多共同特征。

❖ 在学校里麻烦不断
❖ 暴力
❖ 与毒品相关的问题
❖ 可恶（"恶毒"）
❖ 拒绝承担责任
❖ 没有懊悔之心
❖ 有很明显的魅力
❖ 善于操纵他人
❖ 破坏他人的生活
❖ 攻击兄弟姐妹

此外，我们可以看到一些对父母的严重影响。

❖ 疲惫

❖ 创伤反应（有时伴有记忆闪回）

❖ 困惑

❖ 自责与内疚

❖ 孤立感，甚至在接受心理咨询的情况下依然如此

❖ 家庭破裂

❖ 害怕未来

下面这位母亲令人不寒而栗的故事，揭示了无内疚感的孩子的父母经常要面临的另一种难以想象的情况。

在我外甥还是个婴儿的时候，我在我妹妹的请求下收留了她。她告诉我，这个孩子的出生是个意外，她还没有准备好照顾孩子。最重要的是，她担心自己的丈夫会成为什么样的父亲。我的妹夫是一个有暴力倾向的酒鬼，但我妹妹似乎摆脱不了他。我们很快就将养子视为己出，他成了我们和女儿的家人，我们也尽了最大努力为他提供一个充满爱的家庭。然而，当我们意识到他撒谎成性的时候，他还是个蹒跚学步的孩子。他会试图让我们同情他，假装他被别人伤害或欺负了。后来他开始偷我女儿的东西，面对质问时总是矢口否认。我们必须时刻监视他的行为。他似乎总是一副好像要打人的样子，我开始担心我家人的安全了。我们会锁上卧室的门，不让他偷我们的东西，在夜里也会锁门，害怕他会在我们睡觉时伤害我们。

有些家庭成员会在晚上锁上卧室的门，因为他们害怕他们的一个孩子会伤害他们，这种事对大多数人来说都很令人震惊；然而，没有内疚感的孩子对家人暴力相向，甚至谋杀家人的事情并不罕见。通常，这种行为针对的是最小、最脆弱的家庭成员。

我不愿相信我的儿子，我的亲骨肉，会是一个反社会人格者。任何教养方式都无法阻止他对我的家庭造成如此大的破坏。比罗伯特小五岁的辛迪出生时，我几乎感到了后悔。并非我不爱她，而是因为罗伯特对她做的事情。当罗伯特开始猥亵辛迪的时候，她还是襁褓中的婴儿。我们在她手臂上发现了无法解释的烧伤，在她腿上也发现了瘀青。我们尽量保持警惕，但这依然不够。

然后那件事发生了。当时辛迪只有两岁，走路对她来说仍然是一项新的成就。我们装了一扇门，挡住了通往地下室的入口，这样她就不会从楼梯上摔下来了。我放松了几分钟的警惕，到卧室里去叠衣服。我以为罗伯特在外面玩呢。然后我听到有什么东西从楼梯上摔了下去，撞击声一声又一声地传来。我冲向地下室，看到女儿躺在下面，她的身体蜷缩着，毫无生气地躺在水泥地板上。我一抬头，看见罗伯特站在楼梯口，既不惊讶也不震惊。他耸了耸肩，跟我说辛迪一定是弄明白怎么开门了。我们心里很清楚，他杀了我们可爱的女儿。

很多时候，轻描淡写、令人困惑的精神病学术语并没有很好地为像罗伯特这种可怕孩子的父母服务。在罗伯特让她的妹妹摔死之后，他母亲就开始说他是个反社会人格者，她为什么会这样想他，对于任何了解她的故事的人来说，都是非常清楚的。然而，严格来说，在目前的精神疾病诊断系统中，一个 7 岁的孩子是不会得到这种诊断的。美国精神医学学会认为，反社会型人格障碍的诊断只适用于成年人。对于 18 岁以下的患者，DSM-5 要求临床医生将其划分为一个单独的类别，叫作"品行障碍"，这个标签可能会混淆而不是澄清对这类患者的理解。这种障碍的特点是持续地违反社会规范和侵犯他人。其症状包括破坏性、撒谎、逃学、损坏公物、偷窃、虐杀动物、言语和身体攻击、对人的残忍和伤害行为，以及缺乏内疚与懊悔。

如果你的孩子被贴上了"品行障碍"的标签，为了应对这种情况，你需要了解大多数心理健康专业人士对于这种诊断复杂而令人困惑的看法。《精神障碍诊断与统计手册》将以下 14 种行为列为可观察的症状。

❖ 经常霸凌、威胁或恐吓他人
❖ 经常挑起肢体冲突
❖ 使用过能给他人造成严重身体伤害的武器（如球棒、砖头、破瓶子、刀、枪）
❖ 对他人进行过身体虐待
❖ 对动物进行过身体虐待
❖ 曾当着受害者的面窃取财物（如抢劫、抢钱包、勒索、持械抢劫）

❖ 蓄意纵火，意图造成严重损害

❖ 故意毁坏他人财物（除放火外）

❖ 闯进别人的房子、建筑物或车辆

❖ 经常撒谎以获得物品、好处，或逃避义务（即"蒙骗"他人）

❖ 偷过价值不菲的物品，但没有当着受害者的面（如在商店行窃，但没有强行闯入商店；或者伪造文书）

❖ 在 13 岁前就开始经常不顾父母的禁止在外过夜

❖ 曾至少两次从父母家或代理父母家出走、夜不归宿（或者有很长一段时间没有回家）

❖ 在 13 岁前就开始经常逃学

如果一个不到 10 岁的孩子表现出上述哪怕一种"重大不当行为"，就可以被诊断为品行障碍（"童年发作型"）。[1] 如果一个 10 岁以上的孩子在过去的 12 个月里表现出三种或三种以上这类行为，并且在过去的 6 个月内被观察到至少一种行为，则可以考虑做出诊断（"青春期发作型"）。换言之，在诊断年龄较大的儿童或青少年时，临床医生要寻找明确的极端不当行为模式。一个小孩拽狗的尾巴，一个青少年经常违反回家的时间限制，或者一个青少年经常生气，有时还和父母顶嘴，都不是明确的极端不当行为模式，完全不属于品行障碍的极端范畴。

将品行障碍和反社会人格视为两种不同的障碍，对父母并没有帮助——对临床医生也是如此。后者可以肯定地说，反社会人格并不会突然在一个人 18 岁生日那天冒出来。不幸的是，善良的专业人士不希望给任何孩子贴上如此不祥的诊断标签，哪怕这个标签是正确的，也会伴随着这个孩子的未来。然而，我们可以注意到，品行障碍看起来非常像反社会人格，除了一些特定行为（尤其是与逃学和无视父母禁令有关的行为）更像是儿童和青少年的，不像是成年人的。反社会人格与品行障碍的主要心理特征都是缺乏与年龄相符的良知，两种问题都是通过评估由这种核心缺陷所导致的病理行为来诊断的。

此外，有纵向研究表明，至少60%被诊断出"青春期发作型"品行障碍（10岁后确诊）的个体，在成年后会继续表现出反社会型人格障碍。[2] 在10岁前被诊断出品行障碍的孩子，更有可能成为反社会人格的成年人。事实上，为了对一个成年人做出反社会型人格障碍的正式诊断，我们必须有证据表明他过去患有品行障碍，而且这种障碍必须在这个人到15岁之前就出现。（换言之，一个人必定是从小就有某些问题，才能在成年后被诊断为反社会型人格障碍。）

在被诊断出"青春期发作型"品行障碍的年轻人中，有一些人的反社会行为在青春期后会大幅减少，甚至完全消失，这意味着这一小部分人（在青春期首次被确诊的人中约占40%）在成年后没有被诊断出反社会型人格障碍。未来也许我们会发现，被我们诊断出品行障碍的一些青少年，所患的是另一些完全不同的障碍，这些障碍源于青春期困难阶段内变化多端的环境与发展性压力，而不是源于永久性的核心缺陷。如果我们能改进品行障碍的诊断，把在困难环境下"发泄"的青少年，或者对贫穷和暴力等极端压力做出反应的青少年排除在外，那么心理学家和精神病学家也许就能够消除反社会人格与"真正"品行障碍之间的界限了。

与此同时，研究者发现了很可能决定品行障碍患儿最终是否会成为成年反社会人格者的因素。不出所料，这项研究再次把目光投向了无法建立情感联结的问题：我们现在有充分的理由相信，我们能通过冷酷和冷漠的人际交往风格，在更为泛化的品行障碍诊断中找出反社会、攻击性强的儿童。新奥尔良大学心理学家保罗·弗里克（Paul Frick）与美国国家精神卫生研究所神经学家斯图尔特·怀特（Stuart White）在一篇对该研究的详细评述中指出："冷酷–冷漠特质（如缺乏内疚、缺乏共情、冷酷利用他人）似乎在童年期和青春期都相对稳定，我们通过这种特质能区分出一类青少年，他们有着特别严重的、攻击性强的、稳定的反社会行为模式。此外，与其他反社会青少年相比，具有冷酷–冷漠特质的反社会青少年会表现出许多明显的情绪、认知和人格特征。"[3] 这些特征包括较低的整体焦虑、对惩罚性的信息反应异常和对他人痛苦的信息反应较弱。

尽管还需要做更多的研究来完善我们对冷酷–冷漠个体的理解，弗里克和其他专家坚持认为，美国精神医学学会应该将"具有显著冷酷–冷漠特质"这句话列为品行障碍诊断下的一个子类别中的"详细说明"。[4] 2012 年，英国《皇家医学会杂志》（*Journal of Royal Society of Medicine*）的一篇报告中的发现，[5]凸显了增添这个详细说明的必要性。该报告得出的结论是，对于具有冷酷－冷漠特质的儿童来说，他们的反社会行为可能与他们的遗传因素有某种关联，而这种遗传因素在没有这一特质的品行障碍患儿身上则不存在。现在，我们认为这种冷酷－冷漠问题的遗传因素与大脑发育异常有关。

儿童品行障碍是由多种因素共同作用产生的病理性机能所导致的。大约50%的风险因素是神经与遗传因素，大约50%是环境因素。环境因素包括产妇营养不良；早期接触过铅或其他有毒物质；[6]家庭成员参与反社会行为；儿童虐待；最值得注意的是推崇和奖励强势个人主义，用力量压制他人，残酷的竞争策略，以及"获胜"的文化。

儿童虐待几乎对儿童身心功能的各个方面都有严重的消极影响。然而，说儿童虐待是品行障碍的原因是不准确的；更确切地说，虐待是众多可能因素中的一种。1994年，有一项发表的研究将受过虐待和忽视的儿童与未受过伤害的儿童进行比较，并追踪到了成年。[7]总共有694人在成年时接受了评估，研究者发现，与未受虐待的研究对象相比，在童年期遭受过虐待和忽视的研究对象中，符合研究中反社会人格标准的人明显更多（分别为7.1%与13.5%）。但是，从不同角度来看，这些结果意味着86.5%的受虐待儿童在长大后没有成为反社会人格者，而对照组的儿童中，有7.1%的人尽管没有受过虐待，却成了反社会人格者。换言之，童年虐待既不是反社会人格的充分条件，也不是必要条件。

这对于品行障碍患儿的父母来说，是一条至关重要的信息。这些父母不但要遭受其他折磨，还经常被误认为是虐待孩子的人。认为这些父母一定有虐待倾向，是完全错误的观点。而且，正如一位母亲写给我的信中所说："人们经常指责这些父母创造了反社会人格者。我们中的许多人（可能是大多数人）和这些人生活中的其他人一样，都是受害者。"

冷酷 – 冷漠的大脑

成年反社会人格的神经因素得到了更为广泛的研究，这些研究考察了大脑的功能乃至结构差异，尤其是脑岛、前后扣带回皮质、杏仁核、海马旁回、前颞上回（大脑中线周围的区域）和眶额皮层（位于眼睛上后部的前额皮质的一个区域）。这些相互连接的边缘、旁边缘结构被称为旁边缘系统。边缘系统与本能和情绪有关，控制基本的情绪和驱力。旁边缘系统与动机、自我控制、目标寻求，以及对个人情绪和来自外部的情绪信息的加工有关。

认知神经科学家对反社会人格者的情绪加工进行了电生理学和脑成像研究，他们得出结论：在反社会人格者身上，与大脑旁边缘系统相关的神经回路的功能要么完全失常，要么严重不足。神经回路出现这个问题的原因还不清楚，但研究者认为，这是遗传神经发育差异的结果，养育和（或）文化因素可以稍稍补偿或加重这种差异。

2010 年，宾夕法尼亚大学犯罪学、精神病学和心理学系的研究者试图为一个已经被广泛接受的假设编写正式的测验。[8] 这个假设认为，反社会人格有神经发育上的原因。利用磁共振成像（MRI），他们发现，一种众所周知的、旁边缘系统发育不良的解剖学标志——透明隔腔（cavum septum pellucidum）与反社会人格有关。透明隔腔是一个宽度不等的、裂缝状的、充满液体的空间。这个空间位于大脑深处，在两个大脑半球之间的中线上。所有人类胎儿在母亲怀孕 12 周后都会有这种情况，对于 85% 的胎儿来说，这个空间在大约 20 周后就会开始闭合，并在婴儿出生后的 3～6 个月完全闭合。透明隔腔的闭合，是由海马、杏仁核和其他大脑中线结构表面的神经纤维正常、快速发育所引起的。这些结构（即旁边缘系统）的发育不良会中断闭合过程，导致透明隔腔保留至成年。在这项研究中，与没有透明隔腔的成年受试者相比，有透明隔腔的成年受试者具有更明显的反社会人格特征，其反社会行为也明显更多。这项研究首次正式证实了旁边缘系统的早期发育不良与反社会人格的相关关系。

宾夕法尼亚大学的研究者在研究人类受试者的同时，还受到了动物研究的启发，于是提出透明隔腔是反社会人格的"标志"。那项更早的动物研究，涉及了啮齿动物、猕猴和各种食肉动物，发现透明隔腔异常与攻击性的增加有关。（根据我们现在对于反社会人格的神经异常的了解，这些发现提出了一个更具一般性的问题：非人类的动物能否"反社会"。这个问题至今还没有答案。）

正常人的大脑特别重视来自外界的情绪信息。神经科学家发现，在人类的反社会大脑中，发育不良的旁边缘系统不能支持这项活动。当面对情绪词汇（如，爱、悲伤、恐惧）或身体上的明显情绪时，正常的大脑会更快、更努力地集中注意力，对于我们这个高度社会化和相互依赖的物种来说，这是一种非常具有适应性的反应。当反社会人格者看到或听到这些词，或者看到这样的情绪反应时，他们的大脑对这种情绪信息，并不会比对中性的（非情绪）词语或事件做出更快的反应，也不会更加重视。在实验室中面对涉及情绪语言的任务时，成年反社会人格者和有反社会行为问题的青少年，在加工情绪词汇方面会比非反社会的成年人和青少年更难。[9]

反社会的成年人在看到唤起情绪的图片时，也不会表现出与正常成年人相同的惊恐反应模式。[10]使用简单任务进行的实验测试表明，正常人会被出现的情绪图片分散注意力；反社会人格者则不然，他们专注于中性任务的能力不受情绪刺激的影响。[11]有反社会行为倾向的个体在识别面部表情（尤其是恐惧表情）方面存在缺陷。[12]这种加工面部表情方面的不足反映了一个事实：反社会人格者的杏仁核存在功能障碍。[13]杏仁核是边缘系统的一部分，和许多与情绪相关的基本功能有关——包括对恐惧和其他情绪的即时识别。

在几项针对反社会大脑的功能性成像研究中，当研究对象面临需要情绪加工的任务时，研究者发现，研究对象的前额皮质背外侧区域的激活增加了，[14]而这一区域与高级认知有关。

这一发现表明，反社会人格者必须用理性来考虑诸如爱和关心这样的情绪（甚至包括他们喜欢引起的焦虑和恐惧），就像我们其他人做数学题一样。总而言之，这些大脑研究表明，反社会人格者在识别任何情绪时，都不像非反社会人格者那样是在瞬间完成的；相反，其他人的情绪反应，哪怕是我们觉得"很明显"的情绪，他们都必须通过理性来解读。

反社会人格者的神经发育缺陷，对于这些人来说有着深远的影响。研究表明，由此产生的情绪选择性加工的整体缺陷（可以比喻为"大脑中的空洞"）解释了反社会人格者为什么无法自动地理解情绪，[15] 也无法与他人建立情感依恋。[16] 由于良知是一种建立在与他人的情感联结之上的反应，这种无法建立情感联结的问题就使得反社会人格者无法感受到良知。换言之，道德感的缺乏标志着某种更深刻、更可悲的缺失：反社会人格者的良知缺失根植于神经层面上的爱无能。[17]

不幸的是，美国、英国和德国的磁共振成像研究表明，[18] 许多患品行障碍的儿童和青少年的大脑异常与做出反社会行为的成年人非常相似，并且他们同样会对基于痛苦的社会性线索视而不见。

2008 年德国的一项研究调查了患有早发性品行障碍的男孩，[19] 发现他们左侧眶额区域和两侧颞叶的灰质体积有所减少（与正常男孩相比，平均减少 6%），这些区域包括杏仁核与海马的左侧。2013 年，英国一项针对女孩的神经成像研究报告称，[20]

女孩与男孩的结果，数据基本一致。这些数据表明，除了功能上的差异之外，冷酷 – 冷漠型儿童与正常儿童的大脑之间可能存在着真正的结构差异。

诊断塞拉斯

冷酷、精于算计的孩子当然不符合我们对于童真的预期。这是一个非常情绪化的话题，所以对我们所有人（包括心理健康专家在内）来说，都必须清楚地记住，后来"变成"反社会人格者的品行障碍患儿的内心并没有被"邪恶"填满，也没有被"邪恶"附身。更确切地说，他们有一种严重的缺陷：他们的神经导致他们无法体验爱与良知。如果我们能鼓起勇气、擦亮眼睛，看清这些没有良知的孩子，就能更有效地（也许还能更有同情心地）应对他们，应对他们的问题所导致的破坏性行为。

不幸的是，心理健康专家只给了这些孩子的父母一个委婉的、有误导性的标签：品行障碍。这些父母被孤零零地留在了一个可怕的境地：只有一个临时的、拐弯抹角的标签，却几乎没有什么解释，得到的有益建议就更少了。

想象一下，塞拉斯伤心的母亲得知，塞拉斯在超级风暴桑迪带来死亡和毁灭之后，曾搜刮过他们的社区，她终于鼓起勇气去为他寻求精神病学诊断。她迫切地想找出一些答案，任何答案都行——一个解释或者一个明确的标签，好让她能理解她的孩子奇怪而可怕的行为。她知道塞拉斯出了严重的问题，她想从她咨询的专家那里得到的帮助仅仅是安慰。她想要的是真相。

经过专业的评估，塞拉斯的母亲可能会被告知，他患有品行障碍。医生会向她解释病情，她也会同意塞拉斯有医生列出的许多行为症状。（她非常清楚塞拉斯善于操纵他人、撒谎，对人和动物都很残忍，而且从来不会表现出懊悔。）但医生不会告诉这个母亲，塞拉斯可能是个年幼的反社会人格者，不能给他成年人的诊断。更糟糕的是，*DSM-5* 中还没有"冷酷－冷漠"这一区分标准，这使得这个苦苦挣扎的母亲没有一个真正的标准来衡量儿子的情感缺陷。

就算有人告诉塞拉斯的母亲，她儿子是个反社会人格者，这一事实也只有在他成年后才会揭晓，而他身后会留下一连串斑斑劣迹。许多品行障碍患儿（尤其是童年发作型）的父母都觉得他们要失去理智了。在两岁的时候，冷酷－冷漠的儿童就可能开始表现出一些气质问题，比如多动、冲动、易激惹、依恋关系不良。随着这些问题的恶化，父母（即使是怀着善意的正常父母）往往会陷入一个加速的恶性循环。随着孩子越来越不听话，疲惫的父母要么屈服于孩子，要么加大惩罚力度。如果父母屈服了，孩子的坏行为就会得到奖励和强化。如果父母体罚孩子，就会成为攻击行为的榜样，孩子很快就会开始表现自己的攻击性，随着时间的推移，他会在这方面远超父母。这样一来，品行障碍患儿的父母无论做什么都是错的，于是他们常常变得焦虑、羞耻、抑郁和绝望。

由于担心酿成公共事件，父母不愿意离开家，逐渐与社会隔离开来。这种孤立几乎总是会加深他们的抑郁和羞耻感。父母身心功能的恶化意味着家里的其他孩子会受到严重的影响，无论在门上装了多少锁来防止肢体暴力，他们都可能会发展出自己的心理问题。

在以后的生活中，许多无情的孩子将学会如何在社交上孤立他们的受害者，然后让受害者相信自己疯了。早在这个时刻来临之前，我们就通过隐瞒重要信息，放任了品行障碍患儿对他们的家人做这件事情。如果向父母强调事实，即真正的品行障碍不仅仅是品行的障碍，而是良知的障碍，可能会在一开始带来痛苦，但最终会让照料者把问题看得更清楚，并大大缓解照料者的困境。

我希望，阅读这里提供的信息（尽管这些信息让人难以接受），能给那些独自面对孩子的疯狂问题、日益怀疑自身理智的父母带来一些领悟与宽慰。让父母为未来做好准备尤其重要，因为没有良知的孩子到了18岁不会洗心革面，变得不再令人害怕，不再给人带来负担。相反，他们的行为只会变得更复杂，对家庭的破坏性更强。反社会人格者在成年后的很长一段时间里，父母依然抱着孩子会"变好"的希望，但孩子给父母的"报答"则是无休止的混乱、压抑与噩梦，让父母觉得自己在一定程度上是有错的。这些真实的噩梦往往会在某一件事或一系列事件中达到高潮，令人胆战心惊，以至于父母会意识到，他们要么要把自己的生活与成年孩子的生活分隔开，要么接受自己一生都会不断忍受惊恐与痛心。不幸的是，他们还会面临一个现实：与自己的孩子完全分离，哪怕这个孩子毫无良知，也会在父母心中造成永远的痛。这是一个痛苦的决定，任何父母都不该做这个决定。不堪重负的挑战还不止于此，在反社会人格者搬出（或被赶出）家后，父母还必须设法挽救自己余下的日子，继续保护其他的孩子。

每当我想到那些其他的孩子（也就是反社会人格者的兄弟姐妹，他们一生都处在危险之中），我就会想起下面这个故事。这个故事没有什么新闻价值，还没有人去世（目前如此），也没有人进监狱。其中描述的一些残酷行为甚至可能都不违法。尽管如此，我还是觉得这个故事特别让人难以释怀。

我 21 岁的儿子弗兰克是个盲人，我为他如何应对失明而感到骄傲。他能在家里来去自如，甚至还会弹钢琴。但此时此刻，我或他父亲的任何赞扬或支持都无法抵消他对我们的蔑视。他的姐姐吉娜让他和自己的父母反目成仇了。在过去的几年里，她一直很照顾弗兰克，就是为了赢得他的好感。但她给弗兰克灌输了无数关于他父亲和我的谎言。外人可能会以为她是个好姐姐，但那只是因为她用有礼貌的行为愚弄他们。他们看不见她邪恶的本性。没有人会相信她曾把隔壁的小男孩锁在我们汽车的后备箱里。她利用弗兰克的失明来控制和嘲笑他。一天，她给弗兰克穿上了一件白衬衫，上面写满了脏话，然后带他出去购物。当一名警察走近弗兰克询问他时，吉娜假装什么都不知道，不知怎么还让弗兰克以为是我们在他的衬衫上写了字。我们厌恶地看着吉娜和警察调情。当我说我们对此一无所知的时候，警察显然很怀疑我。有一次，吉娜带弗兰克进城，说他们要去音乐会，却把他扔在了火车站。弗兰克有手机，也知道该怎么用，但吉娜确保他的手机没电了。弗兰克为这事怪我们。

控制弗兰克就像吉娜的全职工作一样。尽管她在大学学习很好，肯定能去工作，但她从来没有试图去找工作。相反，她试图说服弗兰克离开家和她一起住在一间公寓里，她用的是在 eBay 上出售家里的银器赚来的钱。当我们向她抗议时，她去找了警察，指控我们对弗兰克进行肢体虐待。弗兰克手臂上有瘀伤，吉娜跟警察说那是我丈夫打的，说他和我经常打弗兰克。但吉娜的诡计这次不管用了。弗兰克想起父亲在他"被打"的那天不在家，父亲那天给他打过电话。这通长途电话可以在他手机上查到。吉娜终于被揭穿了，但她仍然试图否认是她伤害了弗兰克。事已至此，她终于离开家了。弗兰克遭受了心理创伤。他习惯于只相信姐姐，而现在他不知道该相信谁了。他日渐孤僻，我们一直没能让他变回那个我们印象中的好男孩。

这个故事说明，反社会人格者能发现容易得手的受害者——脆弱、年幼、贫穷，以及身体和智力上有障碍的人。此外，当一个人在寻找猫捉老鼠游戏的受害者时，还有谁比自己的家人更容易得手呢？这个故事还强调了这一事实：许多反社会犯罪无法被起诉。让自己的弟弟在不知情的情况下穿一件写有脏话的衬衫并不违法。弗兰克的父母连法院的限制令都拿不到。

我们知道吉娜没有内部控制系统。由于她缺乏良知，所以她做任何事情都不会感到一丝内疚或懊悔。把所有线索拼凑在一起，我们（以及她惊恐的母亲）意识到，只要她的行为不被美国司法系统注意到，她就可以在任何时候对家人做任何她想做的事情。

治疗：积极权变管理

一个读者来信说道："如果你爱的人无法建立依恋关系，那真是太痛苦了。"

这句话我已经听过无数次了。悲伤的父母想要不顾一切地治愈他们患有品行障碍的孩子，给孩子一个正常、有人际联结的情感生活。更令人感到痛苦的是，当他们思考如果孩子不能改变，未来会是什么样子时，他们感到万分恐惧。

如果你是品行障碍患儿的父母，你可能知道有些寄宿学校、治疗中心、训练营会提供一些治疗，声称可以"治好"孩子。这些项目都秉持这样一种观点：可以通过在有强制行为规范的环境中待足够长的时间（通常是 90 ～ 120 天）[21] 来持久地纠正品行障碍患儿的行为。权威人士强制实行严格的规则与时间安排，并惩罚不遵守规定的人。如果你尝试过其中的一个或多个项目，就会知道它们并没有"治好"你的孩子。孩子回家后，可能在几天甚至几周内，他的行为会比以前有所改善，但改善的行为很快就消失了，原来的反社会行为也恢复了。这种迅速的倒退之所以会发生，是因为核心障碍——良知缺失不能通过任何已知的治疗方法修复，正是这种核心缺陷导致了令人担忧的行为。残酷的事实是，目前没有治愈真正品行障碍的方法，正如没有治愈反社会人格的方法一样。我们根本无法在一个没有良知的人身上创造出良知。

个体与团体心理动力学治疗、住院精神病学治疗、训练营、震慑性监禁都是无效的，甚至会让问题变得更糟。有研究表明，对几组患有品行障碍的青少年进行的治疗往往会增加反社会行为，尤其是在小组成员被允许讨论违抗与非法活动的情况下。[22]此外，也没有药物能治疗品行障碍。许多品行障碍患儿也患有注意缺陷多动障碍，有些用于治疗注意缺陷多动障碍的药物也被用于治疗有这两种诊断的儿童，以期改善他们的多动、注意力不集中和冲动问题，并取得了一些成功。然而，到目前为止，没有一种药物能成功治疗品行障碍本身。

有一种管理制度有时能够缓解品行障碍的可观察症状，即"重大不当行为"本身，从而给不堪重负的家庭带来一定程度的平静。听到这个消息，青春期前儿童的父母可能会备受鼓舞。这种方法更多的是针对父母而不是孩子，其中包括积极权变管理技能的培训，这种技能在本质上是一种教学技术。与上述的流行"疗法"不同，积极权变管理是有证据支持的，这意味着它的有效性经过了系统性研究的检验与改善。

条件只是一种"如果……那么……"的配对（如果你这样做，那么就会发生这种情况）。在本能的育儿过程中，大多数条件事件都是自然发生的，并且包含社会性奖励：如果孩子把面包放回橱柜里，那么父母就会对他微笑——把面包放回去是积极的行为，父母的微笑是奖励。相反，如果父母接受过训练，并有意地管理条件，就会提前公布特定行为与特定奖励之间的联系，并清楚地在"积分表"里标明。每种行为（如独立刷牙、上厕所等）都在积分表上对应一定的分数，每种奖励也会以分数表示其"价格"。虽然积分列表可能会列出一些物质项目（7分可换超级英雄贴纸，14分可以换某种小玩具等），但也会用到社会性奖励（与父母再玩一局接球游戏，睡前再多读一本书等）。此外，成功还会带来父母的表扬，或许还有一个拥抱。

与其他孩子相比，品行障碍患儿对社会性奖励的积极性要低得多。对于这类孩子来说，评分表上有意义的奖励往往是物质奖励，这些奖励要明显能让他们感到满足（如喜欢的食物、想要的电子产品、玩电脑的时间、新衣服）。此外，对于品行障碍患儿来说，许多得分的行为都是非常基本的亲社会、非暴力行为，比如在乘车过程中表现良好（即不大喊大叫或推人），在吃饭时只用"良好"的语言，或者在新生儿所在的房间里小心行事（不扔任何东西）。

通常情况下，对父母进行的权变管理方面的培训（有时叫作"父母管理训练")是由儿童行为治疗师提供的。这类方法中最重要的一种形式就是"卡兹丁管理法"（Kazdin Method），[23]这种方法是以其开发者、行为心理学家艾伦·E.卡兹丁（Alan E. Kazdin）的名字命名的。卡兹丁也是耶鲁大学教养中心和儿童品行诊所的主任。卡兹丁明确指出，权变管理法会直接处理儿童的违抗行为，而不是处理其根本原因，但他强调，在家中增加亲社会行为，减少消极互动，减少混乱本身就是极为可贵的改变（走投无路的父母可以为这一点作证）。下面的案例讲解了卡兹丁式的方法，我们可以从中看出直接处理破坏性行为对于父母的巨大价值，哪怕这种冷酷－冷漠的障碍本身并没有得到治疗。

史密斯夫妇有两个孩子，八岁的儿子威廉患有品行障碍，五岁的女儿艾米在情感上是健康的。每天晚饭后，当一家人想看一些轻松愉快的电视节目时，威廉就会狠狠地踢小艾米，还会嘲笑她哭鼻子。艾米的腿上总是有瘀青。然后，当史密斯夫人把艾米送上床时，威廉就会挤进房间，描述起一个恐怖的、想象中的怪物（他的创意非凡，每天晚上的怪物都不一样），并且对艾米说，等她睡着的时候，怪物就会神奇地从她的衣柜里进入房间。史密斯夫人恳求威廉离开房间，但无济于事。艾米怕得要死，在许多天晚上，最后都得和父母同床睡觉。

在威廉的儿科医生的建议下，史密斯夫妇参加了父母管理训练，学习如何进行管理，来改变威廉的一些行为。他们把一张海报大小的积分表贴在了厨房的墙上，买了一些金色的星星来代表威廉的得分。4 颗星代表威廉可以在放学后得到一根巧克力棒（一天），8 颗星代表威廉放学后可以多玩半个小时电子游戏（一天）；或者，如果威廉想要攒一攒积分，攒到 20 颗星，父母就会给他买一个新的玩偶手办。各种奖励及其"价格"标注在积分表最显眼的顶部。父母会把星星贴在图表上，旁边就是清晰、具体的行为，这些行为的价值会用分数来表示。大多数行为都与自我克制有关，包括"一整天不骂爸爸妈妈""在吃药的时候不威胁要打妈妈""不做任何让同学难过或哭泣的事""不对老师撒谎"以及其他一些事情。学校会为问题儿童提供社交技能与学业训练项目，每个教学日都至少会和家庭联系一次，并提交一份报告。问题儿童每天做到上述的每个行为，都能获得 1 分，除了有两种行为的价值是每天两分。这两个得分项目是"不踢艾米或以任何方式伤害她"，以及"不跟艾米讲怪物或其他任何可怕的想法"。

威廉很快就喜欢上了这个"游戏"，因为除了获得奖品以外，他还能"战胜"他的父母；换言之，他可以"让"父母给他平常他们不会给的东西。在威廉的父母看来，这套制度是不自然的，想起自己的认可本身并不能激励威廉的时候，他们感到很难过。但从另一个角度来看，这套制度是有效的！威廉的行为有所改善，无论是在家还是在学校。日常生活轻松了一些。睡觉的时候也变得更平静了。父母担心这套方法对 5 岁的艾米不公平，因为良好的行为对她来说是很自然的，但她不会因此得到物质奖励。因为她不是品行障碍患儿，她就不能享有威廉现在受到的特殊待遇。他们决定也在某些时候给艾米特别的奖励，比如当她特别配合父母的时候，或者能够很好地和玩伴分享的时候。不过，说实话，这套新制度对小艾米最好的一点是，她不会每天都被一个八岁的孩子踢，也不必每天晚上闭上眼睛的时候都听到可怕怪物的故事。

威廉似乎总是喜欢给家人制造痛苦，看着他们难过。(他就是一个年幼的"情绪吞噬者"。)我们可以理解，由于他现在会花一些时间考虑他的"得分游戏"，所以家人都松了一口气。

总而言之，对品行障碍最有效的治疗方法，是一系列治疗方法的结合——类似于治疗威廉的方法，[24]其中包括权变管理方面的父母培训、孩子学校的配合、注意缺陷多动障碍的药物治疗（如果孩子有这种障碍），以及帮助孩子完成学业的学业支持和社交技能训练。这种方法并不能治愈真正品行障碍的根本问题。相反，这套方法中的所有元素都旨在促进和支持这些问题儿童的行为改变。例如，学校的社交技能训练可以成功地教会年幼的品行障碍患儿对其他孩子说"你好""请"和"谢谢"，使用除了抓其他孩子、把他们推倒在地以外的其他方式来引起他们的注意。但这样的培训只能改变行为，无法让孩子萌生交朋友的真正愿望，并以此作为讲礼貌的原因。(我们还可能注意到，为一个可能会被诊断出反社会人格的孩子提供社交技能培训，具有某种令人不安的讽刺意味。）然而，对于品行障碍患儿的父母和老师来说，有时看到没有其他孩子受到折磨或侵犯本身就是一种胜利。

由于我们的社会在医学知识和技术上快速进步，任何疾病的生物学成因的发现，比如冷酷－冷漠大脑的旁边缘系统功能障碍，往往都会引出一个问题：这能治好吗？考虑到前脑神经回路具有非凡的可塑性，有没有一种方法能改变冷酷－冷漠大脑的神经缺陷——治疗这个原本该有爱和良知的空洞，就像一个人在中风或脑损伤后大脑恢复各项功能一样？

在未来，神经生物学家有希望能开发出某些化学方法来增强大脑的自然可塑性，使大脑回路更有可能通过重复的经历得到生长和塑造。关于品行障碍的治疗方法，行为学家艾伦·卡兹丁说道："重复的练习有助于让孩子养成某些特定的行为习惯，这个过程涉及了大脑的变化……近年来在化学与大脑结构研究方面的技术进步，让研究者能够看到这一过程是如何在分子水平上进行的，但这项研究仍处于早期阶段。目前，我们只能说，我们知道重复练习会改变大脑，我们仍在试图弄清楚这些变化到底是什么样的。"[25]

用化学物质增强大脑固有的可塑性，再配合反复诱导积极社会互动的行为训练，也许可以恢复品行障碍患儿大脑中使人际联结成为可能的特征。有了更加正常的旁边缘系统，孩子就会因为真正想要交朋友而愿意在学校学习社交技能，会因为

"让父母高兴对自己很重要"而愿意在家表现良好。由于获得了建立情感联结的能力，所以他也有了善待他人的内在理由。他最终会克服品行障碍，避免成为终身的反社会人格者。

想象一下，在这样的一个世界里，那些反社会人格者，那些无耻的庞氏骗局阴谋家、无情的白领罪犯、最残酷的校园恶霸、家庭暴君从婴儿时期就能通过医学的辅助来体验情感联结。有了资金支持和科研兴趣，我们能够也应该研究那些永久改变冷酷－冷漠儿童大脑的方法。事实很可能会证明，这样的研究会改变世界。然而，这种振奋人心的胜利，也就是在曾经无法容纳爱与良知的大脑中创造爱与良知的神经环境，还在遥远的未来。

保护其他孩子，以及你自己

冷酷－冷漠孩子的父母等不及广泛的科学进步了。他们现在就必须应对这种目前无法治愈的障碍。我们有一项特别令人焦虑的责任，那就是向全家人解释品行障碍患儿那些令人不安的行为。在通常情况下，压力过大的父母很害怕这种令人不安的对话，根本不相信自己能很好地面对这种情况。此外，并没有完美的方法来向孩子解释，为什么他们的兄弟姐妹没有良知。如果你给那些没有品行障碍的孩子一个机会，谈论一下那些让他们害怕和困惑的体验，就能给他们极大的宽慰。你可以遵循一些适合孩子年龄段的指导原则，帮助他们理解患有品行障碍的兄弟或姐妹。

谈话的深度主要取决于孩子自身的道德发展水平。大约在10岁以下，大多数正常儿童都会以是否受到权威人士的惩罚来判断某种行为是否正确。因为正常儿童与照料者建立了情感联结，受到父母的惩罚会带来巨大的压力，通常会让他们感到痛苦——哪怕惩罚看起来相当温和，比如用愤怒的语气告诉他："住手！这样做很糟糕！"在根据是否受惩罚来做判断的时候，这个年龄段的孩子是非常认真的，可能会对父母的愤怒以及相关的"坏"和"错"的评判做出相当情绪化的反应。（许多父母都能回想起这样一段时光：年幼的孩子在受到责备时，只会蜷缩起来大哭。）因此，尽管大人可能会认为小孩子的是非观念很幼稚，但在任何讨论中，尤其是在讨论冷酷－冷漠的兄弟姐妹时，父母必须尊重孩子的思维和感受方式。当你向一个10岁以下的正常儿童解释品行障碍的时候，如果你从惩罚的角度来说，孩子就能更好地理解你。

为了说明这种方式，请看下面这位母亲和她6岁女儿卡拉的睡前对话。她们坐在卡拉的床上，开始讨论卡拉10岁的姐姐，患有品行障碍的妮可。

> 卡拉：还记得昨天吗？妮可把秋千的链子取下来了，这样我就玩不了了。然后她还嘲笑我，你就生气了，让她进屋去了。你让她一直待在屋里，直到吃晚饭的时候。

妈妈：没错，我记得。你对秋千的事情很不高兴，
　　　也不喜欢被人嘲笑。

卡拉：所以你惩罚了她。

妈妈：是的，我惩罚了她。妮可错了。她之前这样
　　　做过两次，我也警告过她两次。所以，她昨
　　　天这样做的时候，我就让她回屋了。

她们沉默了一会儿，然后——

卡拉：可是……她又这样做了。她又把秋千的链子
　　　解开了。

妈妈：是吗？这是什么时候的事？

卡拉：今天。

妈妈：哦，我很遗憾，卡拉。明天你去荡秋千的时
　　　候，我会和你一起出去。我会在那儿陪你。

卡拉：可我不明白。她为什么还要这样做？你已经
　　　惩罚过她了。

妈妈深吸了一口气，然后又是一阵沉默。之后，妈妈终于
开口——

妈妈：当你因为做某事被惩罚的时候，你会难过，
　　　对吧？

卡拉：是啊。我真的很难过。我很受伤，我是指心
　　　里受伤。那种感觉……我说不好……

妈妈：我知道你的意思。在我小的时候，受惩罚也

会让我心里很受伤。我想，大多数人都会觉得这样很难受。但妮可在这方面不一样。受惩罚不会让她感觉受伤——至少不会像你我一样受伤。这就是为什么惩罚不能教会她任何东西。我是说，惩罚不能让她不再犯错。

卡拉：我所有的朋友在被惩罚时都会很难过。

妈妈：我知道。但妮可不一样。

卡拉：那她到什么时候才不会这样呢？

妈妈：我想她可能会一直都这样。

卡拉：我们就不能做些什么来改变她吗？

妈妈：不行，我们对妮可的情况无能为力。妮可就是妮可，就像你是你，我是我一样。你永远要记住的是……这不是你的错。卡拉，你能答应我吗？答应我，你永远都要记住，这不是你的错。

卡拉（好奇地看着妈妈）：好吧。我答应我会记住。

妈妈：没事的，亲爱的。我会提醒你的。我能偶尔提醒你一下吗？

卡拉（暂时厌倦了这个话题）：我明天能去荡秋千吗？

妈妈：当然可以。我会陪着你的。

再进行一两次这样的对话（只要承认她姐姐与常人不同，愤怒和惩罚不会伤害她的感受，也不能阻止她做"错误"的事情），就可能极大地帮助卡拉度过童年，因为她需要时常忍受姐姐的行为。现在，她从自己信任的人那里听到了最直接的信息：妮可在是非问题上与常人不同，妮可折磨卡拉，并不是卡拉有错。当妮可残酷对待卡拉时，妈妈的话能帮助卡拉减轻痛苦的困惑，并在一定程度上防止妮可玩弄卡拉的情绪。

和大一点儿的孩子讨论这种事情可能更复杂。大多数 10 岁或以上的正常儿童已经足够成熟，不会再认为不良行为就是受到惩罚的行为，他们形成了对社会和家庭规则的尊重（"不要伤害他人""不能偷窃""撒谎是错的"，等等）。对这些孩子来说，规则本身已经变得很重要了，违反规则就是不良行为的定义。在这个阶段，正常的孩子会在自己"犯错"（违反了规则）时感到内疚，无论这种错误是否被发现、被惩罚。如果你的孩子已经到达了这个道德发展水平，他就能参与良知的讨论了。

假设当卡拉的妈妈第一次决定和她讨论姐姐冷酷－冷漠的本性时，卡拉是 12 岁，而不是 6 岁。此时妮可已经 16 岁了，她刚刚把卡拉的新鞋偷走并藏了起来，而这是卡拉攒了很长一段时间零花钱才买到的特别漂亮的鞋子。妮可的这种奇怪行为，只是她一连串难以理解且残酷的行为中最近的一次，这些行为的目的是伤害卡拉的感受。卡拉和妈妈发了狂似的到处寻找，当她们都找不到鞋子的时候，卡拉哭了起来。这种情况终于让卡拉忍无可忍。在过去的一年多里，妈妈看着卡拉变得越来越抑郁。她的自尊似乎也在一天天地变弱。妈妈原本希望，如果卡拉把钱攒起来买下那双鞋，她的心情就会好一点儿。现在妮可连那双鞋也拿走了。妈妈也想哭了。

妈妈带着两个孩子从未听过的愤怒语气告诉妮可，除非她立即拿出那双鞋子，否则就要被关两周的禁闭。不过，这个妈妈非常清楚，关妮可的禁闭只会挑起两周精疲力竭的争斗。

让妈妈和卡拉感到惊讶的是，妮可此刻并没有宣称自己是无辜的。相反，她平静地看着卡拉说道："地下室。"

卡拉跑下楼梯去找她心爱的鞋子。

妮可朝她喊道："在洗衣机后面。"

几秒钟过后，卡拉喊道："哦，不！哦，不！她为什么要这么做？"

妈妈吓了一跳，朝她大喊："怎么了，卡拉？"但她已经知道发生什么了。

"她把鞋跟弄断了！她为什么要这么做，妈妈？她把我的鞋跟弄断了！"

妮可笑得很开心，好像她刚赢了一局得州扑克。

这个妈妈曾无数次扪心自问，在他们的长女偷钱、偷珠宝、虐待家里的狗、企图纵火、频繁撒谎的情况下，她和丈夫该如何在同一个屋檐下把温柔的卡拉抚养长大。

妈妈向自己保证，这次她一定要和卡拉"讨论那件事"。在那天晚上睡觉的时候，她和 12 岁的女儿谈了一次话，这让她俩都松了一口气。她们谈到，如果她们做了妮可所做的事情，她们的良知会让自己感觉多么糟糕。

"卡拉，如果你故意毁掉妮可非常在意的东西，你会有什么感觉？"

"我会觉得很内疚。"

"我也是。"

妈妈说，她认为良知是她内心中的一个声音。如果她伤害别人，即使是无意中伤害了他人，良知的声音也会一直让她感到内疚和难过。然后，妈妈向卡拉解释说，她姐姐没有良知——妮可的内心里没有那种声音。

卡拉想了一会儿，然后问道："这是不是意味着，妮可从来不会为任何事情感到内疚？那太奇怪了。我根本不能想象。"

"完全正确——她从来不会为任何事情内疚，"妈妈说，"我也想象不出来。"

讨论过后的第二天，卡拉来到妈妈身边，透露了一件她以前从没告诉过妈妈的事情，因为她以前觉得为这件事情害怕，就意味着她很幼稚：妮可一直在试图说服卡拉吸食可卡因，她把可卡因藏在了梳妆台最下面抽屉里的睡衣下面。

"那里面有一大堆。"卡拉说，内疚地低垂目光。

妈妈让自己的情绪稳定下来，然后告诉卡拉，她很高兴卡拉现在能和她一起谈话，而不是试图独自处理这个问题。她拥抱了12岁的女儿，抱了很长一段时间，然后告诉她，她能够抵抗来自姐姐的巨大压力，实在是很坚强。

卡拉觉得肩膀上某种可怕的重担消失了。

"妮可让我做那件事，"她问，"是因为她心里没有良知的声音吗？"

"是的，没错。"妈妈悲伤地答道，而没有试图掩饰她的答案。

像这样意想不到的对话可能会产生持久的影响。卡拉和妮可的父母还能向谁求助呢？在这个虚构的情景中，为了安全起见，他们把卡拉送到了祖父母家，把妮可的可卡因冲进了厕所里，然后含着泪讨论了他们很早以前就该讨论的问题：是否要在妮可18岁，也就是在法律上成为一个成年人的时候，就让她离开家。在过去，妮可曾多次离家出走，通常会一次离家好几天，但他们相信妮可不会彻底离开，除非他们让她离开。因为对妮可来说，住在家里实在是太轻松了。

在不到两年的时间里，他们能积蓄足够的心理力量迫使她离开家吗？从另一角度来看，他们能坚持到那个时候吗？更重要的是，卡拉能吗？也许他们还可以联系妮可的医生在多年前（就是妮可第一次被诊断出他所说的"品行障碍"时）推荐的心理治疗师。

除了心理治疗师，他们可能还需要律师。父亲一想到他们需要法律建议来处理一个 16 岁的孩子，就觉得恶心。但如果妮可做的事情不只是吸毒呢？万一她在贩毒，在他们家里贩毒呢？他们需要保护自己。即使律师说他们应该把孩子交给警察，他和妻子真的能忍心吗？妮可的父亲真心相信，在妮可对他们一家做了那么多事情之后，他们会完全按照律师的建议去做。关于需要律师这件事，他是对的，其中的理由比他预想的还要多。美国的许多州都有所谓的"锁门法"（lock-out laws），这些法律会惩罚那些把 18 岁以下的孩子锁在门外的父母；如果孩子涉嫌犯罪行为，父母的法律处境就更加复杂了。要驱逐成年（18 岁及以上）的孩子在法律上也很困难。不同州和国家的法律不同，如果你正在考虑把孩子赶出家门，咨询律师是明智的。同样重要的是联系心理治疗师，以便帮助你处理在这种情况下经常会有的情绪痛苦：丧失、悲伤、失败感、抛弃孩子的内疚、解脱感，以及对于感到解脱的内疚。

现在该怎么办？品行障碍患儿父母的行动指南

对于品行障碍患儿的父母，我想强调本章中的一些实用观点和具体信息，以便帮助你应对当下的情况。

❖ 除非你虐待过孩子，否则没有良知的孩子所面临的处境不是你的错。你陷入了非常不幸的境地，需要竭尽全力地应对。请不要浪费你的精力，为一个不是你造成的，也不能预测的问题而自责。如果你是一个冷酷 – 冷漠

（品行障碍）孩子的父母，你能从本书中学到的最重要的一点儿就是：孩子这个样子不是你造成的。

❖ 个体与团体心理动力学治疗、住院精神病学治疗、训练营以及"震慑性监禁"对品行障碍患儿都是无效的，甚至可能让冷酷－冷漠孩子的行为恶化。目前，针对年幼的品行障碍患儿，最有效的治疗方法是一系列治疗方法的结合，其中包括权变管理（卡兹丁管理法或类似的项目）、注意缺陷多动障碍的药物治疗（如果除了品行障碍以外，孩子还患有这种障碍的话）、学校的社交技能训练与学业支持、学校对父母家庭教育的支持。我建议你寻找有经验的儿童心理学家来为你安排这种项目。当地的学校系统也许能帮你找到这样的专业人士，这些人通常专攻行为心理学。

❖ 身为冷酷－冷漠儿童、青少年或成年人的父母，在心理上是一种难以承受的体验。我强烈建议你善待自己，替自己寻求帮助。允许自己寻求心理帮助，与让孩子参与治疗项目一样重要，甚至可能更为重要。我可以推荐两个线上转介资源，你可以通过这些资源来搜索你所在地区的心理治疗师。一个是美国心理学会（www.apa.org），另一个是美国卫生服务心理学家注册系统（www.national-register.org）。在上面任意一个网站上找到"寻找心理学家"（Find a Psychologist）按钮，你就可以根据专业领域筛选适合你的心理学家。我建议你在创伤后应激障碍或急性创伤反应领域搜索。

❖ 一个冷酷－冷漠的孩子会给整个家庭带来压力与痛苦。尽管这种想法会令人不安，但你的其他孩子可能一生都会受到这个冷酷－冷漠孩子的影响。我建议你和其他孩子对这些问题进行开放、持续的讨论，即使对于年龄较小的孩子也是如此。对于年龄较大的孩子，尤其是当他们到了十几岁的时候，可以给他们提供较为具体的信息（可以使用本书或其他文献）。如果你试图"保护"其他孩子，不让他们接触与自身经历相关的信息，这对于他们来说并没有好处。如果不与他们讨论这个兄弟姐妹的问题，只会让他们自己去设法弄清实情，也会让他们觉得自己好像发疯了，就像你的感觉一样。最慈爱的选择是用本章所说的、适合他们年龄的方式与他们公开讨论。

❖ 目前还没有治愈这种问题的方法。在许多情况下，让患有品行障碍的青少年或年轻人与家庭永久分离是不可避免的。再次强调，请为自己寻求专业帮助，解决情绪上的痛苦和内疚——这些感受通常会正在这种情况下出现。

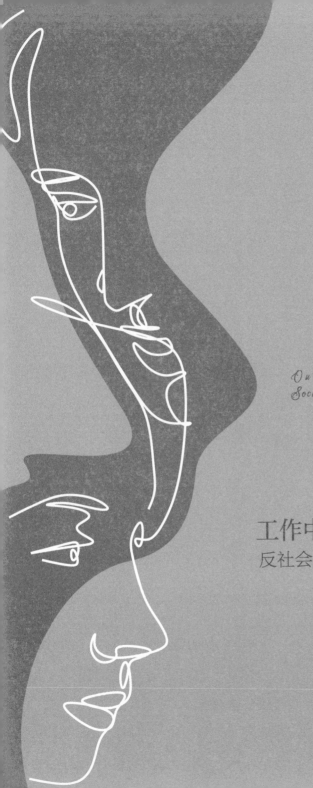

第 3 章

工作中的邪恶人性
反社会的同事、上司和
专业人士

你是说，我手里拿的是把刀吗？

——《煤气灯下》（*Gaslight*，1944）

这天上午，安吉拉感到很无聊，甚至比平常更无聊。更糟的是，她在几分钟后就得去见她的新员工凯尔，和他讨论他的季度评估。她在电脑上打开了一个评估表，想了一会儿。她本应在此之前就填完这个表，写上一两段关于凯尔的评语，但这一切实在是愚蠢、乏味至极。凯尔似乎很擅长自己的工作，到目前为止，他还没给她带来任何麻烦。事实上，她现在回想起来，凯尔根本就没怎么注意过她。好吧，她想，我敢说我能改变这种情况。想到这里，她笑了起来。她点击表格中的方框，在一整页上都给了凯尔"好"和"优秀"的评价，但到了"与员工互动良好"这一项，她给了个"一般"，这样她的评价就不会是全好了，以便让上司认为这些评价是经过深思熟虑的，是诚实的。然后她点击了"打印"。

她知道这份非常正面的评估表会让凯尔高兴。他大概会在下班后直接回家告诉妻子这件事。安吉拉听说他是个很顾家的男人。她又笑了。

当凯尔走进她办公室的时候，安吉拉仔细地打量了他一会儿。他很瘦，但肩膀很宽，她觉得他相当有吸引力。他显然很紧张。安吉拉给了他一个灿烂的微笑，他也害羞地笑了笑。

"请进，凯尔！"安吉拉说。当凯尔朝她桌子旁的椅子走去时，她示意凯尔坐在沙发上。

"我想你会觉得这是一次非常友好的谈话。"

"那太好了，伍德森女士。"

"哦，别这样，凯尔。叫我安吉拉。"

他又害羞地笑了笑，坐在了沙发上。沙发又软又低，让他有些不舒服。他试图为双腿找一个舒服的位置，但没有找到。安吉拉穿过房间，确保凯尔能看清她摇摆的臀部，然后锁上了门闩——这是她第一天到这间办公室时自行安装的一个简单有用的装置。锁上门总会让人觉得有些被困住了，即便它只是一个小小的扣环。她喜欢这种效果。当然，也没有人敢问她为什么要锁门。

她走回办公桌，再次展示了她曼妙的身姿。她拿起刚打印出来的评估表，坐在凯尔身边，确保她进入凯尔的私人空间几厘米。她真的很擅长这种策略，她得意得想要自夸一番。不过还得等一等。如果想在和凯尔的第一次交锋中获胜，她还有很多事情要做。

她把表格递给凯尔。"给你。你可以看看这个。我想你会高兴的。"

就在凯尔浏览表格上的项目时，安吉拉脱掉了高跟鞋，把双腿蜷在身体下方。此时她侧过脸，正对着凯尔，靠得比之前更近了。

"哇，"凯尔说，"这份评估真的太好了。非常感谢。我真的很喜欢这份工作，我也一直很努力。"

"这是显而易见的，凯尔。你的工作太棒了。我相信我们在东方公司能保持积极的关系。我希望你也有同感。"

"我真心希望如此，伍德森女士。"

她把手放在凯尔大腿上，低声说："凯尔，叫我安吉拉。"然后她又靠近了些，让他们的肩膀稍稍触碰在了一起。凯尔斜着眼看了她一眼，感到非常困惑。

安吉拉看了看他攥着的评估表，说道："我对第四项特别满意。看，你对公司政策的关注。非常优秀。"她把身体靠得更近了，好像在试着去看那张表，此时靠在凯尔身上的不只是她的肩膀了。"天哪"，他心想，脸涨得通红。

就在这时，安吉拉桌上的电话响了。她说了一句"该死"，然后站起身来，穿着长筒袜走到了办公室的另一头。凯尔难以置信地看着被扔在沙发旁的高跟鞋。

"怎么了？"她对助理厉声说道，接着语气缓和下来，"哦，接通他的电话吧。"然后她对凯尔说："你可以走了。"

凯尔的脸依然通红。安吉拉开始接上司的电话时，仍饶有兴致地看着凯尔飞快地朝门口跑去。他吓坏了，笨手笨脚地摸索了好长一段时间，才打开门闩，冲出了办公室。游戏开始了，凯尔，她想，这可太有意思了。

上司想谈谈他最喜欢的项目，一个过度谨慎的新营销计划。他之前已经说过无数次了，安吉拉对此根本不感兴趣。然而，谈论这个项目的确是一个奉承上司的好机会，她足足花了15分钟来利用这个机会。"太棒了""开创性的"，她说了一大堆这样的废话。上司很喜欢这些评价，安吉拉知道，上司开始认为可能他也喜欢上安吉拉了。

现在她的运气真不错。在和上司谈话结束后，她决定去和格蕾丝谈一谈，格蕾丝是她的下属，和格蕾丝玩总是特别有趣。格蕾丝工作出色，她有一颗人们有时所说的"善良的心"。安吉拉知道格蕾丝的同事都很喜欢她，愿意为她说话，但他们担心丢掉自己的工作，所以不敢仗义执言。经济衰退让安吉拉玩弄起下属来更加得心应手，她觉得这非常有趣。

她打开一个抽屉，拿出了一个橙色的橡胶腕带，这是一个家庭暴力服务机构在请求捐款时送来的礼物。腕带上有一句劝导语：坚守自己的立场。她拒绝了捐钱，但留下了这条橙色腕带，认为它可能会有用处。此时她把腕带放在了外衣口袋里，穿上鞋子，出门去了大办公室，她的12名员工正在他们的工位前敲着键盘。格蕾丝的工位背对着安吉拉，她走到格蕾丝身后的时候，格蕾丝没有注意到她。

"格蕾丝！"她大声而严厉地说。

格蕾丝吓得跳了起来，转过身来。"伍德森女士！您找我吗？"

"差不多该吃午饭了，对吗，格蕾丝？"

"呃……是的，我猜是该吃了。"

"半天过去了。你今天上午做了什么？"

"我做了……我回复了您让我处理的那些邮件。"

"什么邮件？我从来没让你处理过邮件。"

"您说过，记得吗？就在我昨天要走的时候，您说明天早上，我要——"

"不，我不记得，格蕾丝。你明明知道我会揭穿你，为什么还要编出这些事情来？也许是你搞错了，因为你不知道如何倾听。也许你需要学习如何更好地倾听。你觉得是这样吗？"

"可我知道你说过——"

"我说了，我没说过。现在，我要帮你记住该如何倾听。"

安吉拉从口袋里拿出腕带，递给格蕾丝。格蕾丝用不解的眼神看着腕带。

"每当你看到这条亮橙色的腕带时,我希望你能想起来倾听。拿着。戴上。"

格蕾丝从安吉拉手中接过腕带,说:"可我真的不想戴。"

"看到了吗?你又没有听我说话了。我没有问你愿不愿意。立刻戴上。"

格蕾丝非常生气,但又害怕丢掉工作,也害怕安吉拉。她把右手塞进橡胶腕带,低头看着手腕。让她感到羞耻的是,她意识到她又要在同事面前哭了。

当安吉拉看到第一滴眼泪的时候,她知道她要做的事情已经完成了。她暂时满意了,朝办公室里所有沮丧的面孔看了看,假装什么都没看见。她感到了一种美妙的力量。

互助行为的发展历程

我想,此时你已经可以看出安吉拉是一个反社会人格者了。你可能会列举出一些让你做出这种判断的症状:她不断地欺骗;容易感到无聊;渴望与别人"玩游戏",喜欢惊吓他人;不负责任、控制欲强,用"魅力"来奉承他人;把性作为达到目的的手段;执着于权力,更不用说她还有着冷血和精于算计的天性。在工作场所,人们应该为了共同的目标而相互帮助、相互合作,但安吉拉对于帮助、合作或者以任何方式为集体服务都毫无兴趣。她唯一的目标就是满足自己的私欲,以及用奇怪的方式利用他人。

千万年来，大自然赋予了哺乳动物（当然也包括我们）的大脑一种本能，它们天生有一种与他者合作的适应性倾向，只要看看某些所谓"类人"生物的互助行为，我们就能看出安吉拉的反社会目标有多么病态、古怪。我会从一只名叫迈克的小黑猩猩的故事讲起。

2009 年，一群偷猎者在塞内加尔共和国凯杜古地区（Kédougou）找到了一只 9 个月大的母黑猩猩，并抓走了它。在这次对它族群的袭击中，这只小黑猩猩的母亲被偷猎者的狗咬成了重伤。在非洲，抓走幼小动物的残忍行为并不少见，但这次的情况却不同寻常。一群科学家设法从这些偷猎者手中没收了这只黑猩猩，并在 5 天后成功将它送回了母亲身边。

这些来自艾奥瓦州立大学的人类学家感到非常愤怒，他们正在塞内加尔的热带草原和森林里观察这些生活在自然栖息地里的黑猩猩。他们给这只幼小的黑猩猩取名为艾梅，并且在野外搜寻它受伤的母亲。他们在一棵有食物的树上发现了黑猩猩母亲（他们给它取名为蒂亚），以及另外 9 只黑猩猩。研究者把艾梅放在离树约 15 米的地上，然后向后退开。等到人类退到安全距离之外，一只名叫迈克的雄性青少年黑猩猩（研究者知道它大约 10 岁，与蒂亚没有血缘关系）爬下树来，把小艾梅抱到了离树底更近的地方。尽管母亲蒂亚受伤了，但它还是迅速爬下树来，迈克则把孩子交给了它。所有其他黑猩猩都爬下来了，聚集在蒂亚和艾梅周围，喘着粗气发出问候。

蒂亚把艾梅抱在怀里，和其他黑猩猩一起休息了几个小时。研究者留在那里，从远处观察。在下午晚些时候，黑猩猩群该离开了。由于被偷猎者的狗咬伤了，蒂亚一瘸一拐的，跟不上大家。就在它尽力赶路的时候，它的伤口开始流血，它时常需要停下来检查伤口，赶走苍蝇。每当它休息的时候，它都会把艾梅放在身边的地上，然后再把它抱起来，继续努力跟上大家。大约五分钟后，迈克注意到了蒂亚的困境，它回到蒂亚身边，抱起小艾梅，并且在剩下的旅程中一直抱着它。当这群黑猩猩到达巢穴的时候，蒂亚把孩子抱了回来。

关于动物互相帮助（以及帮助我们）的故事还有很多：被圈养的黑猩猩会把他们的趾头攥成拳头，准备保护他们的饲养员免受威胁；大象会警惕地照看其他大象的幼崽；疣猪会收养其他疣猪的孤儿；野生黑猩猩会把前臂放在心烦意乱的族群成员身上；实验室里的白嘴鸦会合作操作为两只鸟设计喂食装置；野生渡鸦会携手合作，从更大、更凶猛的动物口中抢夺猎物；"中间人"猕猴会制止族群内部的冲突，维持和平。诸如此类的故事数不胜数。在谈到这些证据的重要性时，灵长类动物学家弗朗斯·德瓦尔（Frans de Waal）明确表示："所有依赖合作的物种——无论是大象、狼还是人，都会表现出对集体的忠诚以及互助的倾向。"[1]动物学家马克·贝科夫（Marc Bekoff）和生物伦理学家杰茜卡·皮尔斯（Jessica Pierce）在《野性正义》（*Wild Justice*）中写道："近来大量关于合作的论文与研究报告表明，我们越是在动物身上寻找合作行为，就越能发现它的存在。事实上，如果你观察动物一段时间，就能很容易看出它们有许多合作和友好的行为。"[2]

由于要在野外生存，面对危机四伏的世界，我们的最早的祖先更有可能是靠集体合作生存下来的，不太可能完全脱离他人的帮助和保护。因此，许多进化论学者提出，自然选择对于那些做出"非零和"（双赢）行为的个体更有利，这些行为包括交友、合作、避免群体内的冲突。在我们哺乳动物祖先的大脑中，开始进化出来的原始边缘系统具有极强的适应性。依恋、忠诚与合作的倾向让我们最早的祖先得以生存和繁衍。

我之所以谈到非人类的动物，是为了强调人类：当我们人类互相帮助、合作的时候，我们只是在做一件很自然的事情。忠诚和互助的倾向是我们与生俱来的。我们倾向于在家里和工作场所与亲近的人合作，并且在他们需要的时候给予帮助与支持。我们帮助他们，他们也会帮助我们。我们有时乐意做这些事，有时不情愿，但我们几乎总会这样做。在我们心目中，懒惰和对朋友不忠诚是非常不受欢迎的行为。我们的远祖很清楚这一点，并且在我们大脑最原始的深处，向我们悄悄地传递着这种理念。正常的社会性动物根本就不会相互妨害。

合作的生物学倾向，既是社会性生物的特殊能力，也可能是他们的救赎——无论是对于渺小脆弱的史前啮齿类动物、栖息地日渐减少的黑猩猩，还是对我们人类都如此。通过合作，人类建造了世贸中心的双子塔，当邪恶——无爱的空洞摧毁双子塔的时候，人们再次合作，计划并建造了一座意义重大的纪念碑。人们团结合作，建造了金门大桥、胡佛水坝和巴拿马运河。我们合作治愈了致命的疾病。我们演奏了令人惊叹的交响乐，修建了收藏知识与想象力的图书馆，并且通过团队合作、齐心协力，取得了无数辉煌的科技成就。如果我们能理性、良好地合作，就有可能保护好我们的绿色星球，养活生活在地球上的每一个成人和孩子。

出于几个原因，我们还不能理性、良好地合作，其中最明显的原因就是政治与种族的仇恨、宗教冲突和贪婪。还有另一个原因：并非所有人都天生倾向于合作。少数没有爱的人只会把别人看作活的玩物，供他们玩弄、算计和支配。

关于地球上的社会性动物（我们可能是其中最具社会性的）的研究结果强调了反社会人格是一种多么严重的缺陷。没有社会意识，对同胞没有情感依恋，也没有助人的倾向，反而愿意并能够妨害同胞，且能给集体成员（或者整个集体）造成身心伤害，而且这么做通常只是为了好玩——这就是一种心理上的扭曲，这种扭曲是由我们常人难以理解的情感空洞所造成的。当我们与这种扭曲的人擦肩而过的时候，人性邪恶的阴影就会让我们不寒而栗、难以忘记。[3] 对于人类来说，发现助手、同事或"朋友"是个冷血无情的人，可能是一种极为可怕的体验。当我们被没有良知的集体成员、同事、朋友或邻居伤害时，一种难以言喻的焦虑会让我们当场僵住：我们自身对人性的意识如此强烈，以至于在那一刻感到仿佛某种原始的行为准则遭到了违背。

尽管我们喜欢给邪恶取个名字，赋予它一副面孔，但它既不是独立于我们的实体，也不是我们正常人的一部分。在绝大多数情况下，社会性动物（人类、猿猴、热带草原上的疣猪、森林里嚎叫的狼）都没有对集体作恶的可能。除非生存资源稀缺（这是所有生物都无法忍受的强大驱力），否则它们几乎永远不会残害自己的同伴。相反，它们会互相帮助、养育后代，与同伴合作并保护同伴。这是好消息。但坏消息是，正如我们已经讨论过的，有些人的大脑中有一种奇怪而严重的缺陷，使得他们可以毫无内疚地做坏事，甚至有时还会很高兴，而这种大脑灰质异常的人就生活在我们之中；他们看起来和我们一样；他们会给我们带来无尽的麻烦、痛苦和丧失；他们永远不会自行改变或停止他们的行为。因此，让我们来考虑一下，我们能做些什么来阻止他们，阻止他们破坏多数成年人醒着的大部分时间里所待的地方，最需要合作的地方：工作场所。

反社会人格者的竞争行为

《当良知沉睡》出版后，我收到了大量像下面这样的来信，这些信都讲到了工作中的那些不知悔悔的人。这些信大多都提到了对潜在的未来受害者的责任感，也提到了这样一个事实：尽管伤害的行为可能已经结束了，但时间的流逝并不能完全治愈伤痛。

从我和史蒂文结婚的第一天起，就有个鬼魂一直纠缠着我。我们是在一家广告公司认识的，我们都是那里的客户经理。我们交往了几个星期后，他告诉我他已经和部门主任葆拉结婚了。这段婚姻让他痛苦不堪。葆拉想尽了一切办法孤立他。她会拿走史蒂文的手机，删除他朋友发来的信息，然后给他朋友发恶毒的信息，假装是史蒂文发的。她在他汽车的侧面刮了很长一道划痕，然后说自己对此毫不知情。他不知道葆拉为什么想和他在一起。尽管很痛苦，但史蒂文还是坚持了五年。葆拉对他有一种神秘的控制力。尽管他多次试图离开葆拉，但她还是把他拉了回来。她先是不停地道歉，然后又威胁要自杀。她威胁史蒂文说，如果他敢离开她，她就会把她秘密拍摄的他们的性爱视频发到网上去。终于，他们在三年前离婚了。

　　葆拉和史蒂文的关系只是她恶劣行为的冰山一角。葆拉在公司欺压过许多人。尽管如此，她还是被提拔为客户总监，因为她和客户关系很好，并且成功地向上级隐瞒了她的恶行。与此同时，在我和史蒂文找新工作的时候，她仍然不停地对我们使坏。史蒂文安排的几次客户拜访都突然被取消了。他后来发现，是葆拉给人力资源部打过电话，说了他的坏话。她经常让史蒂文处理那些需要和她一起加班到很晚的客户。然后她就会在加班时对史蒂文说，我一有机会就会出轨。谢天谢地，史蒂文从来没有相信过她，但这件事仍然让人很难受。

　　即使在我们结婚之后，我们已经不在那家公司工作了，这种事情也没有停止。史蒂文似乎无法挣脱葆拉编织的网。他不得不换了电话号码，因为她会不停给他打电话、发短信。然后她设法弄到了史蒂文的新号码，又开始不断骚扰他。这个邪恶而狡猾的人不断地摧残我们。我永远无法理解，这样的一个人是如何在事业上取得成功的。当她想折磨史蒂文的时候，她就像打开了一个开关一样，当她不得不恢复职业形象时，这个开关又关闭了。"为什么？"这才是最令人费解的。

史蒂文对她来说是个容易得手的目标吗？我有时会这么想。尽管她撒了那么多谎，她还是能激怒他。她告诉史蒂文，她的车坏了，而且没买碰撞险。这显然是个谎言，而史蒂文还是给她钱了。然后我们发现她把车卖了，买了一辆新车。史蒂文还发现，在她和史蒂文还没离婚的时候，她就和公司里的几个男人有过婚外情。

我很高兴地告诉你，我和史蒂文找到了一个很好的咨询师，他帮我们控制住了这个问题。我们现在还会和以前公司里同样被葆拉伤害过的人聚在一起，分享可怕的往事，互相支持。葆拉不知怎么发现了我们的咨询师。她给咨询师打电话谩骂我们，说我们在精神上虐待她，逼得她都想自杀了。我们后来发现，她已经完全疏远了自己的家人。她会偷家人的东西，散布卑劣的谣言，说她已婚的姐妹有外遇。最糟糕的是她给警察打电话（她是匿名打的，但我们知道是她），说史蒂文是当地一起肇事逃逸案的司机——这起案件导致了一个男孩死亡。那天天气很暖和，所有邻居都在外面，有两个警察来到我家讯问史蒂文，要求他提供当天行踪的证明。

最后我们申请到了对葆拉的限制令，她对我们生活的破坏有所缓解。但我担心事情不会就此结束。现在，她可能正在和某个被她引诱的男人一起做坏事呢。与那些同样遭受过她折磨的人相互安慰，确实对我们有所帮助。但我不知道怎样才能阻止她。

在这里，重要的是要更多地描述真正的反社会人格者的恶行是什么样的，以及不是什么样的。从葆拉的故事中，我们可以看出，职场中冷酷－冷漠的人往往不会从事普通的竞争活动。相反，他们表现出来的竞争的行为和动机，与心理健全者时常表现出来的竞争行为和动机截然不同。

就像合作与互助一样，竞争也是一种历史悠久的行为。对于正常的动物来说（人类也是如此），如果其动机与生存有关，竞争（或争斗）行为可能相当残酷。如果栖息地不能容纳那么多的动物，动物就会为了资源而相互争斗，有时还会流放其他群体成员。例如，研究乌干达猫鼬族群的研究者发现，处于支配地位的雌性猫鼬会追赶、抓咬、折磨怀孕的年轻亲属，直到这些处于从属地位的猫鼬被迫离开族群，以便为处于支配地位的母亲的幼崽留下更多资源。当然，即使在资源充足的环境里，动物和人类也都会以这样或那样的方式，为了统治权和理想的性伴侣而争斗。对于人类来说，竞争有时是身体上的，但更多的是言语上的——尤其是在工作场所，甚至还有不易察觉的心理竞争。

所有这些争斗都涉及目标导向的攻击性。换言之，正常的竞争都有一个可以理解的目标，旨在提高攻击者的生存机会或福祉。反社会行为有一个令人惊讶的真相，即这种行为往往不是通常意义上的自利。在通常情况下，反社会人格者参与"竞争"（暴力、言语、性或者其他形式的竞争），只是为了贬低和控制他人。因此，反社会的竞争看起来不像是在与另一个人争夺资源或利益（这在许多工作场合都是正常的行为），更像是为了好玩而折磨并伤害他人（在任何工作场合中都是明显异常、有破坏性的行为）。更令人惊讶的是，反社会人格者对于贬低和控制他人的需求，并不能在工作场所帮助自己，反而往往会让他将自己的生活或福祉置于巨大的风险之中。令人吃惊的事实是，即使愿意，也很少有人会将这样的阴谋付诸实践，因为我们知道，从长远看来，这样的行为无异于在社交、职场和财务方面自掘坟墓。

　　毫无节制的、想要惊吓他人的欲望很少是有益的，即便对于掌控局面的人来说也是如此。例如，作为部门主管，发送上千条谩骂短信、与多名下属上床根本不是自利的行为。更确切地说，这些是贬低、控制的行为，在本质上讲是不理性的。

　　我收到的许多信件都讲述过这样一种情况：一个人决定用"煤气灯"式操纵（gaslighting）的方法控制另一个人，也就是说，试图让受害者觉得他失去了理智。也许这种行为最能体现那种没有自利价值的无情行为的本质。"煤气灯"式操纵这个词出自话剧《煤气灯下》，这部话剧因 1944 年的同名电影而为人熟知。在这部影片中，查尔斯·博耶（Charles Boyer）饰演的反派为了不让自己杀人的往事被人发现，对他的新婚妻子〔英格丽·褒曼（Ingrid Bergman）饰〕要了一些阴险的花招，让她相信自己要发疯了。他使用的其中一种伎俩就是调高或调低室内煤气灯的亮度，让妻子相信亮度的变化是自己的幻觉。如果一个人受到了"煤气灯"式操纵，最令人痛苦的一个方面就是，从其他人的角度来看，这种做法毫无意义，受害者的抱怨听起来既奇怪又偏执，以至于受害者的可怕困境几乎让人无法相信。"煤气灯"式操纵在工作场所尤其严重。在所有贬低和控制一个人的方法之中，让一个人怀疑自己的感知和思维是最残酷，也是最有效的。

"封闭系统"中的反社会人格者

我收到的许多信件都谈到了这样一个事实：冷酷无情的人往往会在工作中选择最容易得手的、最脆弱的受害者，也就是那些已经怀疑自己的人。

我的问题始于几年前，那时我和丈夫分居，并且在考虑离婚。为了维持收支平衡，我在一家熟人新开的酒吧找了一份酒吧经理与兼职簿记员的工作。那家酒吧里的服务员瑞安对我很友好，他很有魅力，对我的所有问题都很有同情心——包括我和丈夫之间的矛盾，我对于离婚对两个年幼女儿有何影响的恐惧。瑞安向我讲述了他艰难的离婚经历。他把三个孩子照顾得很好，给我留下了深刻的印象。他说，他有很多空闲时间都和孩子们在一起，也花了不少时间健身——他身材保持得很好。渐渐地，我们会在下班后一起出去玩、聊天、欢笑、喝酒，他很擅长倾听。有时他会说我有多紧张，并给我按摩肩膀和脖子。他说他被我"深深地吸引了"，但除非我正式离婚，否则他不会插足我的婚姻。我认为这很值得尊敬。但有时在我们喝完酒后，他会热情地吻我，然后把我推开，这简直要让我发疯了。我开始幻想和他一起开始新生活了。他很快就开始告诉我他的经济负担——他难以支付子女的抚养费。当他开始问我酒吧里的其他人（包括我们的老板）赚多少钱的时候，我感到很不舒服。当我告诉他，我不能透露任何财务信息的时候，他对我变得冷淡起来，并远离我一段时间，然后又开始接近我。我觉得他给我的压力越来越大，让我不得不透露私人信息。随着时间的推移，他对老板的抱怨越来越多，例如他被迫工作那么长时间，却挣得太少。他说，我们的老板也在占我的便宜。我知道老板给他的工资是合理的，但我确实和老板谈过给他更多的假期。我不想失去瑞安的友谊。我感到既矛盾又困惑，于是开始酗酒。每当我问他对我感觉如何，他都说他仍然想要我。他开始向我要"预付现金"，并说他很快就会还钱。我从没给过他钱，但我这样想过。现在想来，我真不知道自己是怎么被他迷住的。

最终，瑞安丢掉了工作。我感觉很糟糕，可他竟然打电话来指责我！他很恶毒，就像完全变了一个人。他说他要举报我对他性骚扰。我担心被告上法庭，也不知道该怎么办。我把我们的关系告诉了老板和其他一些员工，瑞安却说我们的关系都是我想象出来的。他还撒谎说我经常诋毁老板和同事，而事实上我一直在他们受到攻击的时候维护他们。我羞愧地辞去了那份工作，回到丈夫身边，拼命地想把一切问题都解决好。丈夫和我接受了夫妻治疗，我也在单独接受心理治疗，试图弄清我成了什么样的人。真不敢相信我居然那么容易受影响。我很惭愧，想搬到远离这座城市的地方。我觉得我在人生中最脆弱的时候被人利用了，我不知道怎样才能再次相信任何人，包括我自己。

这个关于服务员和簿记员的故事，说明了工作场所中的反社会行为可能有的许多特征。

* 奉承受害者
* 自我吹捧
* 试图表现得友善且乐于助人
* 诱惑
* 撒谎
* 引诱对方去冒不符合其性格的风险
* "苦情戏"
* 指责
* 威胁
* 冷血的背叛

此外，这个故事还体现出了受害者的挫败感，而且她的自尊心、信任任何人（包括自己）的能力都失去了，这使她感到十分脆弱。

簿记员和服务员之间的关系就发生在我所说的"封闭系统"里：这是一段孤立的关系，只有他们两人知情。因为簿记员对自己的行为越来越感到不安和尴尬，所以她没有和任何人讨论过自己的情况。事实上，她成了为这段关系保密的"同谋"。由于虐待会在秘密和孤立中滋生泛滥，在你生活中的任何方面维持这样一个封闭的系统，都会让你非常容易受到反社会人格者的利用。如果你在工作中发现，自己处于一个充满压力的、不稳定的封闭系统里，那我强烈建议你至少和外界的一个人讨论这种关系，给这个系统"透一透气"。这个人可以是亲密的朋友（不是同事）、家庭成员或心理治疗师。在谈话的时候，完全没有必要使用"反社会人格者"或其他正式术语，只需简单描述一下工作中发生了什么。此外，不要指望你的密友能立即为你的困境提供解决方案，甚至也不要指望他的看法与你相同。你的目标是：①阻止一个引发焦虑的人完全孤立你；②听到一个关心你的声音，一个来自你头脑之外的声音。

向外界敞开"封闭系统"是至关重要的。谈话与倾听能减少你的恐慌感，鼓励你更客观地思考正在发生的事情，让你拥有足够的心理空间去思考你对于反社会人格模式的理解，以防之前的封闭系统中的另一个人真的是反社会人格者。如果我们所说的那个人想要孤立你，并强烈反对你与其他人谈话，那你就应该把这当成巨大的危险信号。如果那个簿记员能打破她所处的"封闭系统",她就会受益。在本章开篇的故事中,如果凯尔和格蕾丝能相互沟通,谈一谈上司安吉拉那些诱惑和可怕的行为,他们就不会觉得那么孤独和"疯狂"了。他们俩在一起,就可能更有勇气和其他同事交流,谈一谈很可能存在的共同问题。(还记得吗,喜欢虐待他人的安吉拉非常清楚,经济上的恐惧让格蕾丝从同事之中孤立了出来。正是因为格蕾丝的孤立,安吉拉才能如此顺利地折磨她。)

要启用反社会的行为模式,无情者可能会选择特别脆弱的受害者,因为正如我们所见,这样做是非常容易的。拥有更多权力和资源的反社会人格者往往会挑选更有挑战性的目标——那些在事业上非常有成就的人,显然这是因为这样的人会招人嫉妒,也是因为这些人能提供更大的乐趣。下面的故事就属于这样的情况。

两年前,我的生活被我的上司搞得支离破碎。他用他的魅力和夸张的承诺说服了我,让我相信他知道如何利用我的职业关系取得巨大的成功。他说我可以变得多么了不起,多么富有。我被他充满激情的说辞打动了,这么说让我感到很惭愧。他说的一切都听起来那么理性,那么简单。他靠欺骗和谎言赢得了我的信任和金钱,当我开始看清他的真面目时,他就指责我不诚实,让我彻底崩溃了。试图和他谈话,或者让他弥补他所造成的损害是没有用的。最后他像扔垃圾一样地把我扔在一边。我鼓起很大的勇气才把他告上法庭，当然最后我们和解了，而且没能挽回我损失的大量金钱。我怎么那么容易上当？

我们在同一个行业工作，所以我必然在各种活动和会议上见到他。有一次，我当众演讲时，他就在观众席上盯着我。他仍然与我的职业生活紧密相连，而这个不可改变的事实似乎让我无法继续自己的生活。我感到既无力又羞耻，每天都会想起这些事情。

为什么反社会人格者如此擅长把脆弱的人和相对有权力的人牵扯到工作场所和职场中的悲剧里呢？既然他们乐于挑起混乱的问题，危害公司，造成代价高昂的人际痛苦，为什么心理正常的雇主会雇用他们，又让他们继续待在那里呢？这些问题的答案与反社会人格的基本性质有关。反社会人格者不会像我们其他人一样，用自然的方式看待他人——作为有温情的生物，我们会自然地、不可避免地产生真实的情绪反应，既包括积极的反应，也包括消极的反应。相反，无情的人会视他人为棋子、傀儡，等着被他们控制。这种奇怪的、实在令人难以理解的看待他人的视角，再加上无法感到内疚或羞耻的缺陷，导致反社会人格者会在工作场所采取某些追求权力的策略以及可以预见的行为模式。

1. **假装善良与慷慨**。反社会人格者在工作中最初采取的权力策略，就是表现得和蔼可亲、特别慷慨，就像前文那个服务员对待簿记员那样，就像安吉拉对待凯尔那样。在通常情况下，这种做法为受害者受到"煤气灯"式操纵、怀疑自己的真实感受创造了条件。

2. **苦情戏**。在把自己仁慈的形象投射出来之后，无情的人往往会采用"苦情戏"的操纵手段，声称自己受到了他人的伤害，就像服务员瑞安声称老板让他工作时间过多，给的收入却不够，就像广告公司的女员工葆拉在虐待前夫史蒂文的同时还指责他。

3. **算计情感软肋**。通常，我们看不见反社会人格者，因为他们看上去和我们一样，并且很小心地像我们一样行事；但反社会人格者能将正常人看得清清楚楚。与我们不同，反社会人格者通常会把解读他人的心思、评估我们的情绪与性格当作其一生的"事业"。在工作场所，反社会人格者会盘算哪些人最容易上"苦情戏"的当，以及人际关系中的弱点在哪里，也就是他能利用同事与上司的情感软肋，从而让工作场所里的人相信他们需要他，有时甚至非常需要他。簿记员很快就觉得她需要那个服务员，而且只需要他，这样才能获得爱与自我肯定。事实上，渴望自我肯定是反社会人格者最喜欢的软肋，这种软肋能让他用虚假的安慰和夸张的奉承来"拯救"你。利用情感软肋的策略通常会应用在性的方面——最为人熟知的例子就是与上级上床，尤其是在这种关系会让上级、老板或同事处于不利地位的情况下。反社会人格者似乎经常会用别人的生活来要挟别人。

4. **培养亏欠意识**。通过伪装成一个善良而慷慨的人，通过潜入情感的真空并假装填满了这个真空，反社会人格者会给同事或雇主制造出一种亏欠意识。有时，反社会人格者会制造一个问题，然后让自己显得好像是唯一能够帮助受害者摆脱这种人为困境的人。反社会人格者可能会声称他是在保护同事（例如"他要跳槽了，还要把我挖走"），或者他为上司做出了某种特别的牺牲。通过培养亏欠意识，他就可以利用正常人对于互惠互利的尊重，操纵受害者为他做事。通常来讲，反社会人格者所要求的帮助是有风险的、不道德的，或是会让受害者感到不舒服的（例如"让我看看老板的账本"）。

5. **雇用"马前卒"**。反社会人格的雇主可能会优先提拔或雇用他认为很容易产生真实或想象的亏欠意识的人。这些雇主从不关心这个人是否有做这份工作的资格。这样的员工会觉得自己受到了恩惠，可能对雇主表现出非理性的忠诚，并倾向于帮助反社会人格的雇主避免被公司内外的其他人发现。这种策略有时会让其他员工困惑不解，他们不明白为什么一个看起来很聪明的老板（他们不知道他是个反社会人格者）会提拔或雇用一个明显不称职或讨厌的人。即使这个特别忠诚的员工发现了反社会人格的雇主的真实本性，他也很可能因为深度地参与雇主的不道德或明显非法的阴谋，而倾向于不告发雇主。

现在该怎么办？保护自己免受工作中的反社会人格者伤害的行动指南

被工作场所中的反社会人格者盯上，这样的压力对你的身心健康是危险的。你的目标（"胜利"）就是结束折磨，这样你才能回到以前的生活——健康、正常的生活，在工作的同时能够感到安全。

不管盯上你的反社会人格者是上司还是同事，你都可以采取以下措施来结束这种痛苦。

1. 保护情感隐私

在工作场所，让那些盯上你的反社会人格者看到你的愤怒、恐惧和困惑，就好像火上浇油一样。反社会人格者会以你的痛苦为乐，他对你的无耻操纵会成倍地增加。他想对你拥有"控制权"——吓唬你并看着你的情绪暴露出来。请保持情感隐私，这样你就不会用他想看到的东西来奖励他的行为了。

请保持冷静，如果你做不到，就努力让自己看上去冷静。但是，如果反社会人格者直接接近你，你不需要假装毫无感觉。虽然不是必须的，但你可以用一种实事求是的方式，承认你知道反社会人格者的所作所为。如果你想让反社会人格者知道你看清他的面目了，就可以简单而不露声色地表示你知道他做了什么，并且很担心这些行为会对公司的工作效率产生什么负面影响。这样一来，你就可以让反社会人格者意识到，你不会被他吓到，你把他的行为视作团队工作目标的障碍。

不要急于宣布你会如何处理这种情况。当你和一个试图控制你的人说话时，保持平静、不吐露自己的意图，能够给你带来非常强大的力量。如果他直接问你打算怎么做，你可以平静地说："我还没有决定。"如果他不接受这个回答，那就再次给出毫无情绪的回答（如果他继续追问你，就重复上三四次）："我还没有决定。"顺便说一下，这是一句真话。

试着主动结束你与反社会人格者的对话。告诉他你得走了，然后离开，平静地离开。如果他试图阻止你，或者愤怒地跟着你，那就更好了——尤其是在其他人在场的情况下。

保持冷静能帮助你做好第2步和第3步，也能在工作场所向别人展示你是一个冷静、理性的人，不会在压力下"歇斯底里"。

2. 决定

你真的想留在这个岗位上继续斗争，还是说你真正想做的是拍案而起，干脆辞掉这份损害你生活的工作？在回答这个问题时，你必须诚实地面对自己。要说服公司去和反社会人格的上司或同事对质，可能是一件非常令人沮丧的事情。工作场所中的改变总会面临重重阻力，尤其是涉及冲突的改变。在试图避免改变的时候，即便是正常的、本质上善良的人也会责怪那个带来坏消息的人，也就是你，因为是你坚持让他们认清并处理一种陌生的、令人不安的，甚至可能让人害怕的情况。我劝你在决定怎么做之前考虑一下这个艰难的事实。幸运的是，你可以选择如何应对反社会人格者的行为。让反社会人格者失势——凭一己之力整顿整个组织，只是一种可能的选择。另一个合理的选择是尽快辞掉这份工作，并且按照你自己的方式离开，要达成这个合理的目标：负责任地照顾好你自己和爱你的人。

3. 行动

如果你决定尝试说服公司处理反社会人格者，请按照以下步骤进行。

做好详细记录。记录下反社会人格者在工作中表里不一、背信弃义的行为。列举他说过的每一个重大的谎言——对你或对任何人说的，任何与工作有关的谎言，你一发现就要记录下来。不要等到第二天或周末再做这件事，你应该趁着记忆还算清晰的时候，把你经历的或听到的每件事都记录下来。对于每一件事，都要记下日期，并且对事情的经过做一个简要的叙述。还要记下那些谎言造成的后果（如果你知道的话）。要列举出每个具有欺骗性、破坏性的行为。如果反社会人格者把你或他人的功劳占为己有，也请记录下来。如果他侮辱了或为难了你或其他人，请记下来，并注明日期。如果他删除了你的邮件，或窃取了你的备忘录通知，让你不知道公司的新制度或重要会议，请把这种行为记录下来。如果他故意破坏你对团队项目所做的贡献，也请把这种事情记录下来。

在记录中要保持冷静和简洁。有一个非常有效的方法，就是将你记录的信息汇总成一张整洁的表格，其中要包含三列：日期、事件、结果（如果你知道的话）。每个条目都要加上编号，并且在一个单独的文件中记录每次事件发生时在场人员的姓名，以备日后你的投诉变成法庭案件时使用。你不应该在内部会议上公开这些人的名字，因为他们还没有同意作为证人，突然把他们拉入纷争，可能会严重疏远那些本来可能成为你盟友的人。

你不在的时候，盯上你的反社会人格者几乎肯定会翻看你的东西。每天下班的时候，请把你记录的文件带回家。除此之外，请增强并更新你的电脑密码，并且在工作场所清理掉所有与工作无关的资料（个人信件、银行对账单、账单等）。反社会人格者善于利用他人看似无关紧要的个人信息来对付他们。

现在不要担心如何在法庭上提供有价值的证据。你最初做记录的目的是帮助自己将反社会人格者的行为视为对公司底线的威胁。有了清晰的记录，你也许就能证明这个人的不诚实、不合作行为阻碍了项目的按时完成，有时甚至还导致项目根本无法完成，降低了公司工作的整体质量。你的目标是帮助高层管理者了解，让这种满嘴谎言、操纵他人的人待在工作场所，代价实在是太高了。

不要把你记录的信息交给人力资源部门。人力资源部门的主要目标不是帮助个别员工。相反，这个部门存在的目的是帮助公司高管招聘、处理并稳定员工。人力资源部的员工可能不会反对你，但也不会支持你。他极不可能帮助你在组织里做出改变，哪怕是有益的改变。相反，为了让公司和高管远离冲突和潜在的法律困境，他会试图平息你引起的局面。

你也要避开反社会人格者的直属上司。这个人可能就是一开始雇用了反社会人格者的人，如果是这样的话，他会担心这个糟糕的决定一旦暴露在众目睽睽之下，就会招致批评。此外，在公司里与反社会人格者关系密切的人可能也受到了他的迷惑、诱惑甚至勒索。

4．与高层联系

与公司高层安排一次会面。在一般情况下，绕开人力资源部门，越过主管或上级（甚至上级的上级）是不合适的，但这不是一般情况。在这种情况下，你面对的是一个反社会人格者，他身边的人很可能都不愿意或不能挑战他。如果你按照规定，去找人力资源部的人或自己部门的直属主管，你要面对的人很可能完全被反社会人格者迷住了，或者受到反社会人格者诱骗，做出了冒险行为（在性或其他方面），使得这个员工或主管很容易陷入极度尴尬的境地，还有可能失去工作。

不要跟任何同事说你安排了这次会面，因为流言蜚语几乎是不可避免的，你也不希望有人把你的计划讲给反社会人格者听。

请准备一个逻辑清晰的演讲，并且提前演练一下，这样在与你选择的人会面时，你就能在 15 ～ 30 分钟内简洁地展示并讲解你记录的文档。在结束会面之前一定要建议公司采取可能的措施，如监视这个有严重问题的人、给他降职，或者最好是解雇他——这是为了守住公司的财务底线。请讲出这个事实：留住这个人，对公司来说代价太高了。你必须把实情说出来，否则上司会试图维持和平，而不是追查反社会人格者。

会面时要沉着冷静、公事公办。你不是来求人帮忙的。你的职责是提供重要的信息，指出组织内部的一个代价高昂的问题，并提供可能的解决方案。不要表达你的情绪，不要传达出你受到了伤害的意思。可悲的是，那些以受害者身份出现的人，往往会被认为是弱者，他们提出的建议很少得到认真的对待。说话时要冷静客观，不要像受了伤害的人一样。

不要使用"反社会人格"或其他任何诊断术语或心理学术语。相反，要用那种直接的、常识性的、人们能马上理解的词语：谎言、阴招、侮辱、欺骗、操纵、偷窃等。还要将讨论集中在此人具有破坏性的欺诈品行上。让高管相信这个人有人格障碍并不重要。坚持讨论人格障碍会偏离重点，阻碍你的真正目标：解决公司中不可接受的情况。

5. 评估公司的反应

如果在一段合理的时间内，公司要求你就你所报告的内容提供更多信息和调查结果，或者积极地监视反社会人格者、给他降职或解雇了他，你就可以为这来之不易的胜利祝贺自己了。因为公司已经采取行动了，所以如果你愿意的话，依然可以留在目前的岗位上。然而，如果公司什么都没做，让你一个人对付反社会人格者，你就需要决定，这个毫无反应的公司是否值得你每周投入 40 小时或更长的时间。

为了阻止这个被公司包庇的反社会人格者，你可能需要离开。在这种情况下，律师的协助可能很有用。律师能处理这样一个事实：尽管你已经将一个严重的、可能损害健康的问题告知了公司，但公司什么都没做。如果律师的费用对你来说是问题（这是常有的事），那就让律师写一封信，告诉公司，如果他们能为你提供积极的推荐信，让你在其他地方找到新工作，你就会考虑不采取法律措施。根据工作性质，你也许可以要求获得遣散费。请仔细考虑你在找工作期间需要多少钱来支付开销。

对于反社会人格者的专业定义，律师可能熟悉也可能不熟悉，他不需要熟悉，也能满足你的要求。同样地，在描述反社会人格者的行为，以及他对你和他人的影响时，你可以使用常识性的、非临床的语言。要知道，律师更感兴趣的是公司在消除有害情况方面的失职，而不是对反社会人格者的心理分析。

此时，反社会人格者很可能认为他把你困在了一家不履行职责的公司里。他一想到你的痛苦，就会感到高兴，并且对他控制你的能力充满信心。但事实上，他并没有控制你，你也没有被困住。通过按照自己的方式离开，你可以保护自己的情感隐私，避免失控，采取积极的行动，让自己的生活恢复平静。

如果你在合伙制企业或一家非常小的公司工作，换言之，如果没有通常意义上的高管，你就很可能要把反社会人格者告上法庭。造成损失的欺骗行为是可以依法起诉的。如果你被公开诽谤，无论你工作场所的大小或性质如何，也是可以起诉的。在诽谤事件中，你的损失可能包括你的好名声和你工作的价值，这两者可以说都比某个特定的职位更重要。从金钱和时间上讲，上法庭都是很昂贵的，但在下列情况下，对没有良知的人采取法律手段可能是最值得的：被合作伙伴或小公司内部的人盯上，或者看到自己的工作或自身被公开抹黑。在经验丰富的律师的帮助下，你可以让自己从反社会人格者的纠缠中解脱出来，避免他在你不采取行动的情况下，给你造成伤害，影响你的生活。

专业人士中的反社会人格者

有一些没有良知的人穿上了一件比通常情况下更有效的华丽隐形衣：受人尊敬的专业头衔，或者某些在社区中备受尊敬的其他身份。有些特定的职业身份会让我们不由自主地认为，担任这些角色的人特别有爱心、负责、可敬，如教师、医生、牧师等。在大多数情况下，我们的这种期望都得到了满足：值得庆幸的是，我们遇到的大多数医生、教师和其他专业人士都是正直的、有同情心的。每当有披着专业外衣的"人形掠食者"被发现的时候，这些正直而有爱心的人通常是最震惊、最愤怒的。当一个值得信赖的专业人士被证明是个彻头彻尾的骗子时，结果可能会令人感到不安，甚至感到可悲。

既然我们生活在一个一切皆有可能的世界，你应该记住两个关键的事实。第一，我们都有一种强烈的倾向：把一个人的身份和头衔与他的可敬、可信任程度联系起来。换言之，我们容易把人与他们的身份混为一谈。我们经常会忘记，玛丽·史密斯医生只是一个叫玛丽·史密斯的人，只不过她名字后面有一个专业头衔。玛丽·史密斯本人可能具有也可能不具有我们心目中与"医生"这个标签联系在一起的那些积极特征。标签是一种简略的表达方式：它们能快速、几乎是在无意识间传达大量信息。因此有时标签能有效地帮助我们与他人打交道，但有时只会让我们降低警惕。当然，其他头衔也有同样的作用，如教授、神父、拉比等，某些不一定会在名字前后添加特定头衔的荣誉身份也是如此，比如教师和父母。头衔和身份的含义或多或少是一样的，但对于拥有这些头衔和身份的人，我们应该根据他们本身来评价他们，而不应认定他们具有某些积极特点。你不会仅仅因为某种难闻的绿色液体的标签上写着"牛奶"，就毫不怀疑地把它喝下去。

你要记住的第二个关键事实是，某些专业身份具有两种属性，这两种属性对反社会人格者具有极大的、特殊的吸引力。身为一名教师、医生、牧师或心理治疗师，就能对许多人拥有人际上的控制力，人们很少会质疑这类人；而且还能拥有专业场所的隐私，这种专业场所能有效地避免外界观察者的窥探（另一种类型的"封闭系统")。这种对于封闭的专业场所(学校、医务室、礼拜场所、心理咨询室)的看法很令人悲观,但我们必须加以考虑。心理学家很早就知道,不平等的权力加上孤立,就很容易导致虐待,任何包含这两个要素的职业,都会吸引更多的反社会人格者。

到目前为止,我收到的大多数关于无情的专业人士的故事,都与教育工作者或医生有关,这两个职业群体几乎总会在特定环境下拥有大量权力和别人的隐私。如果你曾经被反社会人格的专业人士伤害过,那么下面这封信可能会让你在想到那段经历时不感到那么孤独。

一想到发生在我父亲身上的事,我就脊背发凉,忍不住地哭起来。我敢肯定他是被谋杀的。当时他70岁。他多年来一直患有慢性肺病,后来又得了肺栓塞。在重症监护室住了几天之后,他的呼吸科医生说他恢复得很好。当他突然去世的时候,我们都很震惊。医生告诉我们,栓塞让他的身体变得很虚弱,他的肺也衰竭了。但医生对细节的描述非常模糊。因为几天前我爸爸看起来状况还好,所以我们要求尸检。我们发现医生并没有安排尸检。为什么不呢?我们怀疑他知道自己做错了什么,拒绝承担责任。我们一直都不喜欢这个医生,甚至还告诉过他我们可能要另找一个医生。我父亲不久后就去世了,我们不禁起了疑心。难道他的自傲比给我父亲正确的治疗更重要吗?

我们要向医疗执照委员会投诉。我希望他丢掉行医执照。

现在要帮助我那可怜的父亲已经太晚了，但也许还能挽救别人的生命。

另一个案例是 2004 年震惊亚利桑那州图森市的谋杀案。在这个案例中，一个名叫布拉德利·施瓦茨（Bradley Schwartz）的医生雇人谋杀了备受喜爱的儿童眼科医生布赖恩·斯蒂德厄姆（Brian Stidham）。[4]

2001 年，当斯蒂德厄姆加入诊所时，他不知道自己的合伙人施瓦茨正在接受美国缉毒局的调查。最后，大陪审团对施瓦茨提出了 77 项指控，控告他为情人兼办公室经理开维柯丁和利他林的处方，后者又把这些药物交还给施瓦茨，供他自行使用。施瓦茨的行医执照在 2002 年被吊销，他被送进了戒毒所。斯蒂德厄姆医生后来独自执业了，许多原先诊所的患者也都跟随他离开了。

施瓦茨在离开戒毒所后重新获得了行医执照，但他对于斯蒂德厄姆单干的做法心怀怨恨。施瓦茨的几位前女友（他经常对妻子不忠）透露，他曾经和她们说过要在斯蒂德厄姆的电脑上存入儿童色情片，还要向斯蒂德厄姆泼硫酸。他最终雇了一个以前的患者去杀斯蒂德厄姆。凶手刺伤并殴打斯蒂德厄姆致其死亡，并试图弄得像抢劫案一样。施瓦茨和凶手最终都被逮捕定罪。

具有讽刺意味的是，这位前眼科医生在狱中被其他囚犯袭击，导致双眼眼眶骨折。尽管他的行医执照已经被永久吊销了，但如果监狱工作人员不称呼他为"施瓦茨医生"，他就会很生气。他对自己的所作所为几乎没有懊悔之意，甚至试图起诉亚利桑那州政府没有保护他免受其他囚犯的伤害（他受到过多次袭击）。

发现一名医生策划谋杀了另一名医生，人们非常震惊，以至于美国的全国性电视节目［例如《法庭直播》（Court TV）、《48 小时》（48 Hours）］都播出了这个案件。为《图森市民报》（Tucson Citizen）报道这个案件的记者 A. J. 弗利克（A. J. Flick）甚至为此写了一本书。[5] 在这件事发生的五年后，凶残的布拉德利·施瓦茨医生的故事从亚利桑那州一路传到了英国，探索频道为这个故事制作了纪录片。

即使粗略浏览一下施瓦茨的个人经历，也会让人强烈怀疑他是一个反社会人格者——如果有人想过查看一下"医生"头衔背后的真面目的话。在他的故事里，他一生都是在无情算计的性关系、欺诈、药物滥用和家庭暴力中度过的。他与一名患者的养母发生了性关系，这个养母还允许他使用她的名字获取氢可酮的处方。施瓦茨和他的情人之间的家庭暴力非常极端、屡屡出现。2003 年，也就是他同事被杀的前一年，亚利桑那州医学委员会以"违反职业道德的行为"为由，决定对施瓦茨进行为期五年的考察。反社会人格的模式一直存在，但没有人注意到。这种模式一直隐藏在一个几乎所有人都会自然尊敬的头衔后面：医生。

我对有些关于教育工作者的故事尤其感到困扰，比如下面这个故事。

最近在我儿子身上发生的事情，让我想起了你的书。马克从小就不得不应对严重的抑郁和焦虑。他现在上大学了，但上学期他一直在谈论自杀。我们认为他应该休学一年，但他说已经准备好返校了。

马克的专业是俄罗斯文学，他非常期待见到今年秋天教他一门课的教授。这位颇受尊敬的教授也成了我儿子的导师。当时，我儿子会定期去见学校的一位心理学家。这位教授不知怎么发现了这件事。从那一刻起，他和我儿子的沟通就出现了问题。他经常嘲笑我儿子。这种嘲笑粉碎了马克的自信，让他多次出现严重的焦虑。马克甚至不敢看这个人，他在这个教授班上的成绩直线下降。

最后，我要求和教授见面。这是一次非常令人不安的见面。起初，他假装对任何问题一无所知。然后他斥责我们俩竟敢指责他有不当行为。之后，他的态度回到了原点。到会面结束的时候，他似乎对我儿子的问题表示了歉意。

我儿子设法通过了这门课，其他课的成绩也很好。他申请换了一个导师，并意识到，即使没有这位教授，他也能完成自己的学业。但是，想到这位教授获准留在自己职位上的情况时，我感到十分愤怒。谁知道他已经欺负过多少学生，还有多少学生会继续受他欺负呢？

现在该怎么办？保护自己免受反社会专业人士的伤害

被无情的、控制欲强的、没有懊悔之心的专业人士盯上，可能是一种令人疯狂的体验。在这种情况下，伤害我们的正是那些本该帮助我们的人。即使我们设法阻止这种事情发生在自己身上，但我们经常会感到内疚，并且感到自己负有某种责任：我们几乎可以肯定，这种伤害未来会发生在其他的地方。在自身的痛苦结束很久以后，我们仍然会感到沮丧和愤怒，因为这样的人似乎一次又一次地逃脱了惩罚，继续做着那些不被人发现的破坏性行为。

与普遍看法相反，责任事故案件在法庭上是很难胜诉的。原告必须证明受到的损害是危及生命的或永久性的，而要证明这一点是非常难的。通常情况下，即便是身体上的伤害也不符合职业责任事故的判定条件，而纯粹的心理伤害几乎从来都不符合。更好的做法是向那个人的职业认证委员会投诉。失去职业执照（或者被人发现无证执业）是一个不小的限制，即使对于一个反社会人格者来说也是如此。认证委员会会认真对待自己的任务（维护其行业的诚信的名誉），委员会受理的案件通常不需要那么高的证明标准，就能暂停其执照，有时甚至还能吊销执照。对你来说，向反社会人格者的职业认证委员会投诉还有一个好处，那就是比打官司更便宜。

你可以打电话给你所在州的相关认证委员会，询问如何提交投诉。在大多数情况下，你首先需要写一封信（与本章中的信件没有太大的不同），并提交你能收集到的任何证据。通常情况下，投诉人会聘请一名律师来帮助他们写这封信，协助他们亲自作证，并询问违规者。同样地，即使认证委员会里有专业人士，你也要避免一直提起反社会人格的诊断，这样会让人分心，可能会适得其反。我建议与专攻向职业认证委员会投诉，或者有这方面专长的律师合作。

如果你"赢了"，也就是委员会认为你的投诉有足够的理由暂停或吊销反社会人格者的执照，你不会获得金钱补偿，认证委员会也不能对违规者施加与法院相同的惩罚。但你很可能会保护另外一个人，也许是好几个人，让他们不必像你一样忍受反社会人格者的无情戏弄。在人性的关爱与反社会人格的关键斗争中，你将赢得属于你的斗争。

无论是作为个人、家庭、雇员还是社群，反社会人格者都对我们有着强大的破坏性影响，而且正如我们即将看到的那样，他们甚至会钻我们久经考验的法律制度的空子。

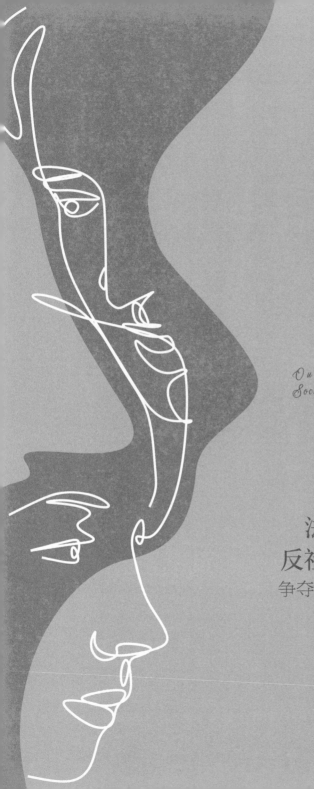

Outsmarting The
Sociopath Next Door

第 4 章

法庭上的
反社会人格者
争夺孩子的监护权

也许你在太多的时间里愚弄了太多的人。

——詹姆斯·瑟伯（James Thurber）

在法院的办公室里，法庭指定的年轻心理咨询师坐在她的书桌后面，强忍内心的冲动，与一个被控虐待自己七岁女儿的男人见了面。她的一位临床老师曾说，在访谈中，施虐者往往要么非常愤怒，要么出奇地镇定，但面前这个人似乎既不愤怒，也不镇定。相反，他的肢体语言表明他很悲伤，可能还很抑郁。他走进来的时候，甚至没有眼神交流。

"你知道我们今天为什么到这儿来吗，佩里？"她问道。

"我知道，"他说，"我妻子……我是说前妻……想要夺走我的共同监护权，她还说了我的很多坏话。我想和我的小阿什莉有一些相处的时间，所以现在我猜，我得证明我没有发疯。你就是那个评估我的人，对吧？"

"没有人说你疯了，但有人对于你对待女儿的行为提出了相当严重的指控，法官想多了解你一些。确切地说，我不是来评估你的。我只是来和你谈谈的。"

"我怎样才能向你证明我爱小阿什莉？我宁愿砍掉自己的

手也不会伤害她！我绝不会做琳恩说的那些可怕的事，可我要怎么证明呢？我得让人们听听我的话。我必须做到，因为阿什莉……我的阿什莉很需要我。"

佩里紧紧抓住椅子扶手，低头盯着地板。

"此话怎讲？阿什莉需要你做什么？"

他不情愿地抬起头说："你不会相信我的。没有人相信我。琳恩是孩子的母亲，没有人会相信一个母亲会……"

他停了下来。

"如果有什么法官需要知道的，你应该告诉我。"

"如果我说了，你就真的会认为我疯了。当我试图谈论这件事的时候，就连我的朋友都认为我疯了。"

"我觉得你还是应该告诉我。你说你关心你女儿，佩里，所以如果这件事对她的幸福很重要，你就得告诉我。法官会想知道的。"

"我想这样做是对的，我该告诉你，但这听起来太疯狂了。我知道你不会相信我的。"

"试试看。"

"琳恩会撒谎，编造了很多关于我对阿什莉不好、打她的谎言，还编了很多其他很可怕的事情，反而琳恩……琳恩会摸阿什莉。我的意思是，她触摸阿什莉的方式是……不合适的。而且她会撒谎！你无法想象她撒了多少谎，所有人都相信她，因为她是母亲，而我只是父亲，如果你们把我从阿什莉的生活中赶出去……"

他停了下来，又低头看着地板。过了一会儿，他说："我是唯一保护阿什莉的人。如果你们把我赶出她的生活，就没人保护她了。求求你们了，你们不能这样做。"

"你知道我已经和阿什莉谈过了吧，佩里？"

"是的。是的，我知道。她说了什么？"

"嗯，我要告诉你的是，阿什莉说她害怕你。"

"害怕我？我的天哪，这简直是个噩梦！你看明白这是怎么回事了吗？她说的是琳恩让她说的话。她很害怕琳恩，别的什么都不敢说。我妻子在让我自己的孩子和我作对！你看不出来吗？可怜的小阿什莉——她才七岁！她受不了这些……受不了这些谎言和操纵。她也不会告诉你琳恩摸她的事。她知道琳恩会杀了她的。她没跟你说过她妈妈的事情，对吧？肯定没有。你怎么能指望她说任何事？"

咨询师吃了一惊，但她尽力没有流露出惊讶的表情。父亲对母亲的意外控诉，无疑会给法院评估这个案件带来复杂性。他说的是真的吗？这个母亲真的诬告了孩子的父亲，以掩盖她自己虐待孩子的事实吗？这种行为只有冷血到可怕的人才做得出来，而且看起来不太可能。

"这些都是非常严重的指控，佩里。"

"我就知道你不会相信我。你为什么要相信我？其他人都不信。但不管别人怎么想，我都不会抛弃阿什莉。我一闭上眼睛就能看见她美丽的小脸蛋，我知道我不能把她丢给……那个有病的女人。我妻子撒起谎来就像呼吸一样简单。她太擅长撒谎了，简直让人毛骨悚然。但我会为我女儿而战。我想让阿什莉知道她……她并不孤单。"

他直视着咨询师，眼里饱含泪水。

这样的谈话又持续了 45 分钟，佩里发现他越是谈论自己的女儿，哭得越厉害，咨询师就越有可能接受他的前妻可能才是真正的施暴者这个想法。他原以为咨询师可能会给他做某种心理测验，但她没有。离开她的办公室后，他暗自祝贺自己干得很好。假装抑郁、一直盯着地板实在是神来之笔。

实际上，琳恩是一个特别好的母亲。阿什莉就是她的生命，琳恩会用尽最后一丝力气，以及最后一美元来保护她。佩里可以想象，当琳恩发现他指控她对阿什莉实施性虐待时，她脸上会有怎样的惊愕和恐惧的表情，这实在是一个特别令人愉快的想法。琳恩能想象到的最糟糕的事情，莫过于有人会相信这样的说法。如果咨询师上当了，也许法院甚至会说，阿什莉和琳恩待在一起的时候，需要有人从旁监督。这对于她这样的母亲来说是无法忍受的。佩里其实并不想让这个孩子有一半的时间待在自己家里，但能看到琳恩如此局促不安，也算是值了。过一段时间，他就会厌倦这个孩子，把她还给琳恩。等到琳恩认真谈了一个男朋友的时候，他对女儿那恋童癖式的深切担忧就会再度出现。

他越是想监护权诉讼的事情，就越觉得，自从 11 岁那年他把母亲的巴吉度猎犬绑起来之后，就再也没这么开心过了。他曾把狗的四条小而短粗的腿绑在一起，看着它挣扎。那畜生拼命地嚎叫，拼命地挣扎，最后绳子在腿上留下了血淋淋的痕迹。让那只长相愚蠢的畜生做出如此可笑的事，实在是太好玩了。他母亲从未怀疑过他。她相信他爱那只狗。

琳恩以为她能在这场游戏中打败他，实在是太愚蠢了。

反社会人格者与监护权的决定

反社会人格者都是坏父母吗？

问这个问题似乎很荒谬。只要对佩里这样的反社会人格者的不负责任、无情和残忍有一丁点儿了解，任何人都会不假思索地回答这个问题。然而，奇怪的是，我们社会的做法似乎认为没有良知的人是非常好的父母。人们以为"反社会人格者"只是刻薄的前任配偶胡乱扣的另一顶帽子，就像"混蛋"或"变态"一样。美国社会和司法系统认为，那些坚持提出"反社会"这个问题的人似乎只是在惹麻烦，并且在很多情况下，都会把他们当成疯子。

我从反社会父母的成年子女那里收到了许多有关这个话题的来信。正如人们所猜测的那样，所有这些来信都回答了我提出的那个问题："反社会人格者是坏父母吗？"他们的回答很响亮："是的。"对于那些直接受他们控制的孩子，反社会人格者往往会破坏孩子的生活，而且这种伤害会持续很长时间，一直到成年时期。

我父亲毫无良知。我花了很长时间才明白这一点。我今年29岁，早已脱离了他的控制，但我依然很痛苦。在我很小的时候父母就离婚了。共同监护权意味着我每个周末就得去父亲家。他对我实施了五年的性虐待。到我上高中的时候，我离开了他家，再也没有回去过。

我现在依然很难相信任何人。我有抑郁症，有时也会焦虑发作。我每天都会被一个问题困扰：如果有人阻止他那样对我，我今天会是什么样子？我们为什么要允许像他那样的人接近孩子？

确实，为什么呢？一部分原因在于，正如我所说，这种没有懊悔之心的人很善于装得和其他人一样，善于很好地隐藏自己，甚至很善于让自己最恶劣的行径不被司法系统和社会发现。另一部分原因在于，反社会人格者经常把注意力放在"容易得手的目标"上，也就是没有防备能力、不能发声的人。还有什么人能比自己年幼的孩子更容易得手呢？

但事情没有这么简单。反社会人格者天生的技能只在一定程度上给了他作恶的能力。他其余的力量来自我们这个社会。就像与佩里访谈的咨询师一样，我们真诚地想要保护无辜者，尤其是儿童，但很多时候我们却无意间保护了折磨他们的人。作为一个社会，我们想做正确的事情，但在对待没有良知的人时，我们怀有一些误解，有些法定程序也是过时的，所以我们做的坏事常比好事更多。

请看看下面的故事里讲述的行为。我相信大多数人都认为下面这些行为是不道德的，是犯罪，我们的法律制度费尽心思地想要保护幼儿免受这种行为的伤害。但事实并非如此。相反，就像在许多其他情况下一样，法律制度辜负了正常的父母（非反社会的）和孩子。

他们说离婚时孩子是最痛苦的，如果你像我一样有这样的丈夫，孩子的痛苦就会成倍地增加。在我们分手的三年之后，我的孩子和我依然在处理他给我们带来的伤害。

我认识大卫的时候，他还是法学院一年级的学生。我在他学校附近的一家酒吧做兼职服务员，他常跟我调情、开玩笑到深夜。我们交往了一段时间后，他告诉我，他更喜欢我的家庭，远超他自己那个富有的家庭。他说他父母总是忽视他，从他很小的时候就开始了。

大卫迷上了我，一直给我打电话，每天晚上都想和我在一起。他还在上法学院的时候，我们就结婚了，我打了两份工来支付他的学费。他说他父母一分钱都不会出。等他毕业的时候，我们有了一个女儿和一个儿子。

大卫在当地的一家律师事务所工作，后来他收到了另一家律师事务所的工作邀请，那家律所距我们有三个小时的车程。我不想离父母那么远，他们在带孩子方面帮了我们很大的忙。我们的关系发展也并不顺利，我问过他我们是否还有未来。他搂着我说，我永远是他的唯一。后来我才想起来，他没有提到孩子们。我开始觉得他的感情全都是装出来的。他对我没有真正的感情。

我们之间的关系变得越来越糟糕，我很担心。大卫经常出差，我们之间几乎不说话了。但我们还是要了第三个孩子。要负责照顾三个小孩，对我来说压力很大。有一天，一位女士前来敲门，告诉我新地毯第二天就会铺好。我告诉她，我们没有订购新地毯，她提到了大卫的名字，说是他订购的。她说她要在房子里四处看看，但她根本没有量尺寸，也没有让我签什么字。最后她只是点了点头，一句话都没说就走了。我打电话给大卫，他说这肯定是个骗局，让我忘掉这件事。

一年后，这个女人又出现了。她带来了两个巨大的行李箱，扔在客厅的地板上，然后怒气冲冲地走了出去。当时我的孩子正在和几个朋友一起玩，他们有些害怕。接下来她让我们大吃一惊：她抱着一个婴儿回来了，说大卫是孩子的父亲！大卫告诉我这是他公司里的人搞的恶作剧，一个老套的笑话。我试着去相信他。我无法相信我丈夫会做出这种事。

一周后，我接到了他办公室一个秘书的电话，这个秘书最近刚刚离职。她告诉我，她经常听见他在电话里和另一个不是我的女人亲热地说话。我忍无可忍了。我知道我必须申请离婚。我一提这件事，他就生气了，收拾好行李就走了。

我请了律师之后，发现他的"出差"其实是和另一个女人待在一起。他在那个女人身上花了成千上万美元。他不在乎那些钱是从哪儿来的。有一天，我想从我们的联名账户上取钱，却发现账户上的余额是零！

我觉得我做过的最艰难的事，就是告诉孩子们，我和他们的父亲离婚了。当我告诉大卫，我把离婚的事告诉了孩子的时候，他哭得像个婴儿。然后他去和孩子们谈话了，孩子们明显感到很困惑。我能想象他对孩子们撒了什么谎。我敢肯定他把责任全都怪罪到我头上了。

大卫去跟那个女人和他们的儿子同住了。在离婚程序走完之前，他会开着车在我家附近转悠，有点儿像在跟踪我们。我发现他是在邻居面前说我的坏话，说我对他不忠。

我原以为离婚后一切都会平静下来，但大卫一直想让孩子和我作对。这种行为给他们带来的压力太大了。当然，我丈夫有探视权。我阻止不了他，因为在我居住的地方，心理虐待并不足以成为拒绝他与孩子接触的理由，必须得是肢体虐待或性虐待才行。我知道这些探视会伤害孩子的心理。我15岁的女儿奥利维娅在我们离婚一年后就不再见他了。大卫力争保留探视权，但一位社工站在了奥利维娅这边。大卫的反应是将奥利维娅视为我的盟友，也就是他的敌人。有一天，他在电话里呵斥了我女儿，她大哭了起来。

尽管离婚手续已经办完了，但孩子的心理压力仍然存在。至少奥利维娅能避免和他接触。9岁的克莱尔和12岁的杰森就没那么幸运了。按照规定，他们还太小，不能对父亲的探视权做出判断，所以我前夫仍然可以和他们接触。有一次，他带他们去海滩玩。我曾尝试阻止他，就连克莱尔的心理治疗师都说这不是一个好主意。大卫没有理会治疗师的建议，但他向我保证他女朋友和她儿子不会去。当然，他们都去了。我前夫和那个女人在海滩上相互爱抚，就当着我孩子的面。他们甚至让孩子们做晚餐，而他们则在租来的小屋的木制阳台上喝鸡尾酒，半裸着跳舞。

在这样的探视结束后，我的孩子在回家时经常浑身发抖。他们几乎从不谈论发生了什么。他们的压力越来越大，造成了严重的影响。克莱尔得了厌食症，不得不住院。杰森几乎每天24小时都在玩电子游戏。

我知道，大卫的行为所造成的压力，让我没法做一个好母亲，但我尽力了。现在我们离婚已经三年了，奥利维娅过得还不错。她现在在上大学，每周都会去见学校的心理学家。克莱尔的体重总是忽上忽下。她现在在见一名进食障碍治疗师，也在定期去见常规的心理治疗师。我最担心的是杰森。他整晚都在玩电子游戏，成绩一落千丈。我怎么都没法让他听进我的话。除了奥利维娅，另外两个孩子有时还会问我，为什么不试着和爸爸和好。我知道大卫一直在撒谎说我的坏话。他告诉他们，妈妈拆散了这个家，他心里很难过，妈妈觉得他们不配有个爸爸。他还在邻居面前假装得很懊悔的样子。他说他犯了错，想弥补过错，但我很过分地拒绝了他。

尽管这个故事很离谱，但很多其他人也有过类似的经历。自从《当良知沉睡》出版以来，在我收到的信件中，篇幅最长的一封讲了一个关于法律斗争的故事。这些信件大多描述了我所说的"反社会人格者的监护权游戏"。在这种游戏中，无情的人会把法律制度当作操纵和控制他人的便利工具。

大多数反社会人格者的监护权游戏都会遵循一个模式。首先，反社会的配偶会意识到，争夺孩子的监护权能给他带来极大的满足感，即使他不可能关心孩子，也不大可能在赢得监护权的兴奋劲儿过去之后好好养育孩子。在这个过程中，反社会人格者有机会参与法律的游戏，这对他来说是一种娱乐，因为他喜欢游戏，也擅长游戏。如果他发现，另一方为了拯救孩子，心甘情愿地百般折腾自己，他的满足感就更强了。惊吓配偶或前配偶会增强反社会人格者的控制感，这是他的主要关注点。

其次，本应保护儿童的司法系统没能完成他们的任务。这个系统被反社会人格者的诡计欺骗了，被弄得不知所措：他会无耻地撒谎，肆无忌惮地操纵他人，并且把自己伪装成受害者。此外，可悲的是，这个系统往往不了解儿童面临的风险有多严重。

最后，正常的父母会越来越恐慌，因为孩子越来越可能面临不可接受的命运。真正爱孩子的父母所做的一些绝望的行为，在律师、法院，有时甚至包括朋友和家人看来，都变得有些"歇斯底里"了，然后他们可能会认为"歇斯底里"就证明了他／她是不称职的父母。正常的、慈爱的父母会耗尽个人与经济的资源，并且感到自己很愚蠢、疯狂、孤独。尽管如此，对孩子的爱让他／她不可能放弃，他／她会继续试图拯救孩子，通常会坚持很多年。

如果慈爱的父母拥有的经济资源比反社会人格者更少，反社会人格者的法律操纵就可能更具破坏性，就像下面这个"监护权游戏"的例子一样。

现在看来，当初我和迈克尔在一起，对我来说是有些疯狂。我认识他时只有 19 岁，而他已经三十五六了。在我大一结束后的那个夏天，我在他的两个孩子所在的一个日间夏令营工作。迈克尔经常来接他们，他总是和我开玩笑。经过几周的相互调情，他开始约我出去，并向我保证他是光明正大的：他已经离婚了。我很在意我们之间的年龄差异，于是我拒绝了，但这并没有阻止他。他已经迷上我了。那年秋天，我正在校园里走着，正准备去上生物课，他却突然出现在我面前。这看上去浪漫极了。他在城里租了一间小公寓，不久之后，我大部分的夜晚都是在那里度过的。不过蜜月期很快就结束了。他要求知道我每天的时间安排，精确到每一分钟，如果我上完最后一节课不马上去他的公寓，他就会大发雷霆。我回来的时候，他经常在吸毒。空酒瓶堆积如山，屋里始终弥漫着一股大麻的烟雾。（补充一下故事中的这个方面：据美国医学会估计，在反社会人格者中，多达 75% 的人对酒精成瘾，50% 的人则滥用其他药物。）

我似乎无法拒绝迈克尔对于我时间的要求。我几乎无法学习，最后被迫退学。我的父母非常愤怒，他们告诉我，如果我想回家，就必须自己还贷款。我想我应该离开他，但我以为自己爱上了他，也没有重视我面临的问题。我也没有什么经济来源。

在学年结束的时候，我决定回到父母身边，重新开始我的生活，迈克尔很生气。他再度搬家，搬到了我家乡的一家商店楼上的小房间。我在当地的一家药店找到了一份工作，但迈克尔很快就发现了，于是他经常到那里去。他常在过道里徘徊，最后经理告诉他，店里已经不欢迎他来了。

与此同时，验孕测试给我带来了我一直担心的消息。我把这件事告诉了迈克尔，他很生气。我知道我不能堕胎。我是坚定的天主教信徒，甚至不能考虑这种选择。但我无法面对父母，所以又搬去和迈克尔住了。他逼我终止妊娠，但我不打算这么做。我骗自己说他会是个好父亲，就像我看到他和其他孩子在一起时那个样子，也骗自己说我们会结婚。但他的酗酒比以前更严重了。他会把玻璃瓶往墙上扔，有时还会狠狠地扇我耳光。有一次他甚至把我打倒在地，随后哭得像个婴儿一样，以为他可能打伤了我。在那之后的一段时间里，他似乎对我好了一些，直到孩子出生。他拒绝让我的父母看孩子。当我威胁要离开他时，他告诉我他会报警，告诉他们我虐待女儿。他还想申请限制令来对付我。在很短的一段时间里，他是我女儿的唯一监护人，因为他知道如何利用法律，而且他比我有钱得多。司法系统认定我没有足够的资源照顾孩子。我被迫接受了社工和精神科医生的评估。这种压力太沉重了。我最后夺回了我的孩子，但司法系统给我增添了很大的阻碍。

我的女儿现在五岁了，迈克尔还在继续捣乱。我只想彻底摆脱他，但他一直在试图强迫我把孩子交给他。我的父母给不了我太多帮助，因为我的父亲残疾了，不能再工作了，而且他从未原谅我犯下了未婚生子的罪过。有时我在想，迈克尔对他之前的家人是否也做了同样的事情。也许他也曾试图偷走那些孩子的监护权。我不确定能否从他对我做的事情中恢复过来。我被诊断出了创伤后应激障碍。

在这个故事里，一个暴力施暴者被赋予了未成年儿童的单独监护权，这种事情在我们的司法体系下本应是罕见的例外，但它成了常态。美国心理学会发现，有虐待倾向的父母比正常父母更有可能要求单独监护权，而美国法官基金会报告称，70%的施虐者会成功获得单独监护权。这些数据让大多数人，也就是没有在法庭上面对过反社会人格者的人感到震惊。

为什么会这样呢？为什么我们的所作所为完全与孩子的最大利益背道而驰，完全与我们的愿望背道而驰？部分原因在于，"监护权游戏"在无意之中被人操纵了，朝着有利于反社会人格者的方向发展。美国法院的运作建立在这样的假设之上：

联合监护权对孩子最为有益。法院通常会把这一假设置于符合常识的观察结论之上：有些父母的心理和生理都太过危险，他们不应获得任何程度的监护权。然而，即使父母双方都拥有良知，都有正常的爱的能力，父母同时参与教养是否真的比一方参与教养更好，这个问题还有待商榷，但如果不调查父母双方过去的虐待、家庭暴力和其他反社会行为，这个论断肯定不能成立。[1]

反社会人格者容易利用的另一个漏洞，就是"友善父母原则"，即被人认为更有可能鼓励孩子与另一方建立关系的父母，更有可能获得监护权。在离婚的愤怒和怨恨气氛中，一方或双方很可能会通过试图"得到"孩子来表达愤怒和报复；"友善父母原则"旨在防止离婚夫妻的孩子成为家庭战争的战利品。可悲的是，这一原则已经被反社会人格者利用来刺激另一方，操纵司法系统，赢得这场"游戏"。反社会人格者会用孩子的未来威胁另一方，让其"歇斯底里"，在法庭上发出越来越多的指控，而反社会人格者自己却保持冷静（正好符合反社会人格者的冷血特点），从而在法官面前表现出"友好"。

友好父母原则源于法庭对于"父母离间"的关注——父母一方在心理上破坏孩子与另一方的关系。不幸的是，父母离间的概念让法庭做出假定，孩子的消极感受没有现实的理由。（你可能还记得，在本章开篇的案例中，法庭指定的心理咨询师开始接受反社会人格父亲佩里所说的"现实"，而不是他女儿阿什莉所说的现实。）这种假定忽视了施虐者父母的行为，也掩盖了一个简单的事实：可能是施虐者通过恐吓、羞辱、（在很多情况下）暴力对待另一方和日渐疏远（可以理解）的孩子，影响了孩子对他的感情。

总的来说，每当法庭试图像所罗门王一样制订指导原则，帮助自己做出明智的监护权判定时，反社会人格者就会利用这种原则来折磨和控制慈爱的配偶。幸运的是，联合监护权的"解决方案"、父母离间的概念，以及友善父母原则都是相对较新的理念；这些理念最终会被修改或直接废除。

现代的监护权法已经经历了许多波折和改变。在20世纪中叶，判例法中已经形成了在监护权纠纷中倾向于母亲的司法趋势，这一趋势已经被许多州的立法机构确立为正式的法条。后来，从20世纪70年代开始，有一个重大的转变发生了，大多数州通过了不同的法律，给予父母平等的监护地位，并优先考虑共同监护，这种情况一直持续到了今天。与此同时，法院开始在监督父母行为方面发挥积极的作用。到了20世纪末，越来越多的离婚案件让法官不堪重负，当孩子的监护权有争议时，法官又缺乏基于知识的判定规则，于是他们开始寻求行为科学家和心理健康专家的指导。在21世纪，科学家和临床工作者的参与仍然是一种相对较新的做法，应该允许这些非法律方面的专家在法庭上发挥多大的影响力，仍是一个很有争议的问题。此外，心理健康专业人士能否为监护权判定提供更好的工具和指导原则，而不是像现有的指导原则那样被无情的人轻易利用，这个问题还有待观察。

教育你的律师

我们的法律制度是为了确立正义的概念、解决法律与违法的问题而发展起来的，而不是用来对抗反社会人格者的。后者对公平的概念嗤之以鼻，与其说他们会违反规则，不如说他们会歪曲、回避、颠覆规则，还能狡猾地滥用法律制度。在理想的情况下，我们的制度会处理复杂的是非问题，而反社会人格者只关心输赢。

我们的法律制度中有七个相互关联的特点，这七个特点往往会使反社会人格者在监护权判定和大多数其他法律领域中占据上风。

1. 在诉讼开始的时候，我们的法律制度依赖这样一个理念，即人们在宣誓后不会撒谎，至少撒谎的时候也会有明显的焦虑。但是用冰冷的平静态度撒谎，正是反社会人格的标志。

2. 我们的法律制度试图将有罪的人和无罪的人区分开，但正如我们所见到的，聪明的反社会人格者往往会学会如何操纵环境、折磨他人，却不完全违反法律，或者至少不会留下任何能被法庭接受的证据。他们的恶行不会被人发现。这种制度的局限性凸显了起诉违法者和起诉"道德罪犯"之间的差别，后者"只"违背了道德和人性的尊严。

3. 法律制度可以被看作一场游戏，也可以被当作游戏来操纵，对于那些只为赢得游戏的人来说更是如此。他们对他人的唯一兴趣，就是把他人用作棋子。但目前没有任何监管措施来监视甚至识别此类行为。

4. 法律对待精神疾病的方式带来了一种风险：归根结底，与罪犯相比，反社会人格的诊断可能对社会更加有利。这种风险的典型例子就是：反社会人格者的"精神疾病"，也就是良知的缺乏，会不会最终变成了避免入狱而做出的精神失常抗辩？简而言之，这种诊断是否会在法庭上作为减刑的论据？由于我们最近对于反社会人格大脑与正常人大脑的差异有了更多的了解，法律专家和心理学家已经开始思考这个问题了。宾夕法尼亚大学心理学家阿德里安·雷恩（Adrian Raine）是这样表述这个问题的："正如我们在（大脑）负责道德决策的重要区域内观察到的激活水平降低的现象所示，如果精神病态者缺乏核心道德意识，他们是否该为自己的行为负责？"[2]（与伦理学和法律相关的神经科学发展催生了一门新学科——"神经伦理学"，但这一交叉领域仍然太新，无法为雷恩博士令人不安的问题提供明确的法律解答。）

5. 我们的司法制度在很大程度上依赖于悔改和改过自新的理念，而从定义上讲，反社会人格者是不会悔改的，也永远不可能真正改过自新。反社会人格者的本性与当前实施惩罚的法律逻辑恐怕是不能兼容的。

6. 我们的法律制度为其客观的能力而自豪。法庭对一个人品性的看法，无论好坏，都无法改变"事实"或"事实"的模式，"事实"是法律制度唯一真正关切的东西。法律制度是在人口数量远没有那么庞大的时候形成的。生活在较小的社区中时，对于"完全客观性"的要求并没有那么高。因为在那样的生活环境里，每个人，包括法律顾问和法官往往都认识其他人，都知道他们的个人经历。反社会人格的特质更难以隐藏。今天，在这个人口众多的世界上，有关品性的信息可能在很大程度上都不为人所知，并被成功地回避掉了。但是，回避有关品性的信息并不会提高客观性，反而会让人做出缺乏足够信息的决定。在监护权纠纷中，缺乏足够信息的决定会把孩子置于危险之中。

7. 与上面各项相关的是，当代法律制度可以说是按照许多发展心理学家所说的"道德发展的习俗水平"来运作的。在这种道德发展水平下，人会死板地遵守规则与习俗，而规则是否合理、公平则不在考虑范围之内。在这个不够成熟的心理层面上，道德与不道德行为的复杂问题，仅仅会被视为遵循或打破既定规则的问题。或者，从某种意义上讲，这个制度本身就可以被视为反社会的，因为它重视规则（"游戏"）而不重视人，并且认为，只要这场游戏得以运行并得到维护，其他更人性化的结果则不用关心。无论从愤世嫉俗或不那么愤世嫉俗的角度来看，美国的法律制度都提供了一个不公平的环境，非常适合反社会人格者的游戏技能。

许多人问我，如何才能向法庭证明，甚至向他们自己的律师证明对方是个反社会人格者。此外，也经常有人要求我给他们介绍"专门"处理反社会人格者的律师。到目前为止，我能给出的最有帮助的建议是：不要试图证明你的配偶是个反社会人格者。这样做的想法是完全可以理解的，但对你没有好处。法庭目前对于这种诊断并不感兴趣，寻找相关的证据通常会导致你遭受"煤气灯"式操纵，被反社会人格者打败。即使父母一方的反社会人格倾向是由外部专业人士评估的，法庭在很大程度上不了解这种诊断结果，也不会做出反应。相反，他们更倾向于关注这个人的具体行为，以及这些行为对孩子造成的、已被证实的影响。任何精神病学诊断在法庭上都很容易被歪曲、混淆、反驳。因此，"专门"处理反社会人格者的律师几乎不存在。

相反，请把你的精力集中在记录你观察到的、被报告出来的虐待和暴力的行为与事件上。最有用的就是家庭暴力的警方记录，如果有这样的文件的话。这些记录可能对于你在法庭上的成功至关重要，而且你要知道，你收集的事实证据极有可能会激怒反社会人格者，并促使其去偷窃，所以你要把证据放在家里的小保险箱或安全的、上了锁的盒子里，除了你的律师，不要把证据所在的位置告诉任何人。

在法庭上，以及在与你的律师交流时，请用大家都能理解的词汇，比如虐待、欺骗、操纵、暴力、残忍，而不要用反社会人格。要提交你和孩子遭受霸凌、胁迫或暴力行为的记录。

一定要和你的律师讨论下面的研究总结，让他了解你和孩子所面临的非常现实的风险。在这份总结中，并没有出现"反社会人格者"这个词。你会发现，你的律师和法庭更感兴趣的是那些用直白语言描述的、已经被科学证明对儿童有害的行为。心理健康专业人士、法律专业人士，以及许多非专业人士都明白，对儿童的暴力行为属于儿童虐待，对于孩子的心理有着灾难性的影响，但几乎没有人意识到，仅仅是和有攻击倾向的父母生活在一起，就会对孩子造成心理伤害。为了在法律斗争中帮助自己，你必须让你的律师了解相关的研究。不要假设他已经了解这些信息。

配偶暴力对子女影响的研究总结

　　2002 年，该领域的开创性著作《儿童监护权与家庭暴力》（*Child Custody and Domestic Violence*）的作者彼得·贾菲（Peter Jaffe）、南希·莱蒙（Nancy Lemon）与萨曼莎·普瓦松（Samantha Poisson）解释道："在过去，如果儿童本身没有受到直接的虐待，人们就会认为他们没有受到伤害。然而，该领域越来越多的研究表明，事实恰恰相反。研究者……发现许多行为、情绪和心理困境都与接触家庭暴力有关。总的来说，这项研究表明，接触到父母的暴力属于一种心理虐待，可能会对儿童造成短期和终身的伤害。"[3]

　　著名发展心理学家佩内洛普·特里克特（Penelope Trickett）

与辛西娅·舍伦巴赫（Cynthia Schellenbach）回顾了 24 项关于接触婚姻暴力对儿童影响的独立研究。[4] 24 项研究都发现，目睹过夫妻暴力的儿童有严重的心理缺陷，没有接触过这种类型暴力的孩子则没有这些缺陷。该领域公认的专家盖拉·马戈林（Gayla Margolin）说，许多这类研究的结论出奇地一致，"从这些研究中可以看出，目睹父母之间的暴力是一件影响极坏的事情"。[5]

研究发现，配偶虐待者平均每年会攻击伴侣三次。不能仅仅因为近期的暴力行为有所减少，就认为情况已经好转了。此外，家庭施暴者倾向于将一段关系中的暴力行为延续到另一段关系里。在《儿童监护权与家庭暴力》中，贾菲、莱蒙和普瓦松称，在参与研究的配偶虐待者中，58% 的人在前一段关系破裂后，会对新伴侣施暴；有暴力倾向的虐待者"可能会继续对新伴侣动手，如果没有有效的干预或问责，虐待者就会继续实施虐待……这种持续的暴力很可能会导致离婚家庭的儿童持续接触虐待行为。"这些专家接着补充道："一些法官和心理健康专业人士倾向于把再度建立伴侣关系……看作这些人在新关系中走向稳定或成熟的标志。"但可惜的是，我们现在已经知道，与另一个人交往根本不是这种事情的标志。在大部分时间里，如果没有干预，暴力只会持续下去。

更糟的是，被配偶虐待者监护的孩子更有可能成为暴力的另一个目标。贾菲、莱蒙和普瓦松引用了一项对 30 多项独立研究的综述，这些研究探讨了配偶虐待与儿童肢体虐待之间的联系。他们强调，这篇综述中的所有研究都报告了相似的实证结论：在那些父母一方曾遭受暴力的孩子当中，30% ～ 60%的孩子"自身也可能受到了虐待"。其他综述发现的这一比例甚至更高。在1998年《家庭心理学杂志》（*Journal of Family Psychology*）的一份报告中，著名专家安妮·阿佩尔（Anne Appel）和乔治·霍尔登（George Holden）回顾了过去20年的所有相关研究。[6] 他们发现，在家庭中，配偶虐待与对孩子的肢体虐待同时出现的比例一直很高，在有些研究中，这个比例达到了百分之百。换言之，许多甚至大多数配偶虐待者都是（或将会是）儿童虐待者。

分居与离婚非但不能改善孩子的境况，反而可能让虐待者对孩子的身体安全造成更大的威胁。正如儿童保护问题著名专家芭芭拉·哈特（Barbara Hart）所说："当婚姻破裂时，施暴者虐待孩子的可能性更大。"[7] 哈特强调，在分居和离婚后，施暴者"可能开始虐待和压迫孩子"。贾菲、莱蒙和普瓦松同意这种观点。他们写道："许多心理健康和法律专家天真地以为，一旦夫妻分居，暴力就结束了，孩子的问题就成了历史。根据我们在法律制度方面的经验，以及对科研文献的了解，我们认为这种观点危害了……孩子的安全。在分居后，决定如何维护孩子的最大利益时，家庭暴力不仅是相关的问题，而且应该是着重考虑的基本问题。"

根据广泛的研究，许多组织都已明确提出了他们的建议：家庭施暴者不得单独或共同监护未成年子女。这项建议已经得到了美国少年与家事法庭法官理事会的赞同。[8] 该理事会认为：
"为了确保儿童福祉的稳定与持久，在任何可能的情况下，孩
子应该留在没有侵犯过他们的父母监护下。"其他支持这一政
策（即，施暴者不应单独或共同监护孩子）的组织包括美国心
理学会和美国律师协会。美国律师协会支持这一推定，是因为：
①施暴者在伤害孩子的另一位抚养者时，已经忽视了孩子的利
益；②施暴者极有可能利用他们照顾的孩子，或通过试图获得
孩子的监护权，来控制前任配偶或伴侣。

1990 年，美国国会通过了一项决议（众议院第 172 号决
议），宣布："国会认为，在判定儿童的监护权时，对配偶进行
肢体虐待的可靠证据应当构成一项法律推定，即让有虐待倾向
的配偶监护儿童，对儿童是有害的。"

在不依靠法院的情况下，你能自己做些什么

出奇一致的研究结论、美国心理学会和美国律师协会的明
确政策建议，乃至国会决议都没能产生一套完全合理的制度，
指导家事法庭做出儿童监护权的判定。这一事实的例证有时令
人震惊。2009 年，在马萨诸塞州的戴德姆，一个名叫杰米·梅
伦德斯（Jaime Melendez）的 20 岁男子强奸了一名放学后独自
在家的 14 岁女孩。由于这次强奸，这个女孩怀了一个孩子。梅
伦德斯承认犯有强奸罪，法官判处他 16 年缓刑。刑事法庭随后
将此案移交给家事法庭，法庭命令梅伦德斯每周支付 110 美元

的抚养费，直到女儿成年。梅伦德斯之前对这个孩子毫不关注，但在这个案子上了家事法庭之后，他诉请了探视权，声称他"作为父亲的权利"受到了侵犯。他向强奸受害者明确表示，如果不再要求他支付抚养费，他就会撤销对探视权的诉讼。否则，他向受害者暗示了一种难以想象的威胁：这个年轻的母亲（以及她的女儿）要在生活中忍受这个强奸犯很多年。他对父亲权利的要求在家事法庭上拖延了很长时间。

这个母亲的律师温迪·墨菲（Wendy Murphy）说："你绝不会对一个受到（任何其他）侵犯的人说'抱歉，我们会让这个人继续破坏你的生活'。"但是，在美国 15 个州里，没有法律明确拒绝强奸犯的亲权。只要没有这样的法律，一个通过强奸得到孩子的男人就拥有和其他父亲一样的法律权利。强奸犯可以向家事法庭申请探视权或监护权。母亲则要被迫让强奸她的人来探望她的孩子，还要与强奸犯协商如何选择学校、夏令营、宗教归属等问题。

丽贝卡·基斯林（Rebecca Kiessling）律师是因强奸而出生的孩子，她现在是强奸受害者和她们孩子的辩护律师。她提出了一个令人沮丧的观点：寻求探视权或共同监护权让强奸犯得以惩罚指证他的受害者，并且恐吓她，让她不敢再采取进一步的行动。[9]基斯林直言："就像强奸一样，这种行为只与权力和控制有关系。"

可以用这种方式控制的妇女和儿童的人数并不少。据估计，美国每年会发生 32 000 起与强奸有关的怀孕，近 1/3 的怀孕受害者决定生下并抚养自己的孩子。这些数字意味着，在美国，每年大约有 1 万名妇女有可能再次受到强奸犯的强迫。2015年，社会活动人士用这些数据说服了美国国会，在政治上经历了多年的反复之后，国会通过了《有关性侵留下的孩子的监护权法案》（Rape Survivor Child Custody Act）。参议院通过了这项法案，将其作为人口贩卖法案的修正案，支持各州通过法律允许强奸怀孕的母亲申请法庭命令终止强奸犯的亲权。符合条件的州可以获得更多的联邦拨款，供美国《防止妇女受暴法案》（Violence Against Women Act）所授权的项目使用。然而，尽管有这些激励措施，仍有 15 个州没有法律允许强奸受害者保护自己，避免强奸犯提出担任"共同抚养者"的要求。更糟的是，受害者的儿子或女儿要被迫与强奸犯度过自己的整个童年。

在美国的许多地方，既然法律仍然不能阻止一个已知的强奸犯获得法庭批准，获得接触孩子的机会，那么对于没有犯下法律承认的罪行的父母，我们怎么能仅仅因为有人给他／她贴上了"反社会人格者"这个鲜为人知的心理学标签，就指望家事法庭能剥夺他／她的监护权呢？而且，既然法庭还不能处理定罪的强奸犯可能利用探视和监护"权"来操纵和再次伤害受害者的情况，我们怎么能认为法庭会用更明智的方式处理那些无情、"低调"的前任配偶更隐蔽的操纵阴谋呢？

为了提高家事法庭系统捍卫其第一要务（孩子的最大利益）

的能力，我们需要让律师和法官了解某些人格障碍患者危害孩子的行为；心理学界也应少一些沉默，多一些有同理心的提议；我们还要改革家庭法，纳入科学研究的共识。然而，改变长期存在的、根深蒂固的制度基础需要很长时间，与无情者对抗的慈爱父母也无法等待心理学界采取更积极的行动，等待家事法庭系统做出改变。这些父母现在就必须保护自己和孩子。

面对一个没有良知的前任配偶，一个不会停止争夺"权利"以便占有孩子、利用孩子的前任配偶，作为慈爱的父母，你能做些什么来保护自己的孩子，免受无良配偶的伤害呢？既然你不能完全依赖当下的法庭，有没有一种你可以独立使用的有效合法武器呢？

有。这个利器既简单又强大：你可以变得无趣。

自卫的利器

反社会人格者之所以会争夺孩子的监护权，主要有两个原因。第一，一想到你和法庭会拿走他的财产，他就很愤怒——他把你和孩子看作他的财产。可惜的是，你无法改变他对你和孩子的感觉（或是感觉的缺乏）。为了保护孩子和你的未来，你需要理解这个可悲的事实：他大脑中那个允许他去爱的部分出问题了。

他争夺监护权的第二个，也更迫切的原因是，作为一个反社会人格者，他总会感到难以忍受的无聊。这种永远存在的无聊，让他对刺激和娱乐有着巨大的需求。他在利用孩子的脆弱惊吓你，每当你表现出愤怒或恐惧时，就是在刺激和娱乐他。更糟的是，你会让他感觉自己很强大，一切都在他的掌控之中。

我向你保证，理解以下违背直觉的事实，是你在这场斗争中取得胜利的关键：反社会人格者争夺孩子监护权的行动，主要不是为了孩子，而是主要和你有关。反社会人格者对你关注，意味着你可以完全依靠自己，消除反社会人格者在监护权斗争中的兴奋感和令他激动的控制感。你可以不再为了这个空虚的人感到愤怒、恐惧，进而不再供他取乐。相反，你可以变得非常无趣。

变得无趣是你对付反社会人格者的最佳武器。如果你想让他／她离开，让你和孩子安享平静（我将这看作"胜利"），我敦促你了解这种武器，并学会使用它。对于你这样心理正常的人来说，不管这种做法听起来有多微不足道，我都可以向你保证，对于反社会人格者，这种武器具有强大的杀伤力。

每当反社会人格者有了让你害怕或愤怒的言行，在那一刻，你都要表现得好像你根本不在乎。

你当然在乎，而且非常在乎——他不在你身边的时候，你可能还需要替孩子做一些挽回损失的事情，并准备好应对他最近可能制造的任何紧急情况。但是，在他能看到或听到你的时候，你要表现得好像内心没有一丝波动。不要让他看到你的惊慌、恐惧或愤怒，要表现得你好像完全不在意。

他花那么多时间和精力试图夺取他其实不想要，更不想抚养的孩子，最主要是为了惊吓你。请把你的惊慌、恐惧和愤怒当成他的心理毒品。他急需这些，你的任务就是剥夺他的快感。当他和你通电话的时候，或者站在你面前的时候，请不要流露丝毫的情绪。给出平静、不屑一顾、不带感情的反应。举个例子，他来到你的门前，坚持说想进来和你谈谈。你可以说："好吧，如果你真想进来就进来吧。你介意我边说边洗碗吗？"

然后你可以若无其事地走到厨房，开始洗碗。

他可能会跟在你身后，告诉你他要对孩子做一件让你非常不安的事。你可以说"你想说什么"或者"我明白了"，又或者你可以心不在焉地回答一句"嗯哼"。

由于没有得到他所期待的情绪反应，他会感到很沮丧，并问你是否听清了他刚刚说的话。你可以说："是的，我听到你的话了。还有别的吗？"或者说："你来就是为了告诉我这个？"

他会加大威胁的力度，试图让情况听起来更加危急。但在他改进自己的恐吓策略后不久，你可以宣布："我准备出门了。也许我们可以改天再说。"

你可以擦干手，平静地走到门边，为他开门。你让他走，他肯定不会高兴，但就在他试图继续说话（也许还很愤怒）的时候，你要继续站在敞开的门边，看上去波澜不惊。每当你想不出合适的（即完全冷淡的）话来回答他的时候，你就给他一声无聊的叹息，一言不发地翻个白眼。

在这种情况下，你不必表现得很聪明，除非你想要这样。只要看上去很冷淡即可。

你可能会抗议，说这些策略与反社会人格者自己的做法很相似。但是，尽管你戴上了一副虚假的面具，但你并没有像他一样，用这种面具来支配或折磨他人。对你来说，这不是一场游戏，也不是让你上瘾的毒品。相反，你是在为了保护孩子的幸福而斗争。可以说，在面对侮辱和严重的法律威胁时，为了孩子的未来而在一段时间内假装自己比实际情况更平静，其实是值得的。归根结底，如何在可以接受的情况下使用欺骗手段是一个两难的问题，这并不是严格意义上的心理问题，而是一个道德问题，我希望你能找到自己的答案，并保护家人不受伤害。

也许你认为，你太容易把情绪写在脸上，无法使用这种策略，尤其是在一个认识你很久的人面前。但请相信，许多非常情绪化的人使用这种方法依然很有效。学会装出一副泰然自若的样子可能需要下一番功夫，但只要做好准备，你就可以做到。此外，对于那些倾向于用情绪做出回应的人来说，他们使用这种方法可能比那些习惯于将情绪藏在心里的人更加成功，这是因为"观众"（在这里，就是指你在监护权案件中的对手）对你的期待和他此时得到的冷漠反应之间存在着令人不安的差别。这就是心理学家所说的一种很有冲击力的现象——"对比效应"。

如果你决定使用这种"冷漠法"，请提前演练。想象可能的对话。想想无动于衷的回答，大声地对着自己重复出来。请在镜子前练习，或者让你信任的朋友与你进行角色扮演。要让自己记住，保护自己隐私的感觉有多好，和一个反社会人格者结束对话之后却不让他发现你的情绪有多解气。他迫切地想要看到让你方寸大乱的明确迹象，而你却夺走了他的"毒品"。

请尽力不要满足反社会人格者惊吓你的嗜好。如果他直接指责你在伪装，在隐藏自己的感受，你不需要反驳或否认他的话。如果你愿意，可以利用这个机会自娱自乐一番。你可以保持冷静的举止，并诚实地回答："我当然是个骗子，你不也是吗？"

你不必成为一个演技精湛的演员，甚至不必是一个过得去的演员；你只需要剥夺你过去给他提供的情绪"奖励"即可。你要做的只是尽量表现得平淡，让他感到无聊，而要做到这一点，最简单的方法就是表现得好像是他让你感到无聊。也许，如果你长时间这样做，你甚至会真的觉得他很无聊。毕竟，他玩的游戏就是重复而乏味的。

故意对成年反社会人格者的阴谋和威胁只表现出无聊（以及无趣）的反应，与为品行障碍患儿设计权变管理项目（第2章中讲过的积分项目）背后的心理学原理是一致的。从某种意义上讲，这两种方法都可以让你成为一个老师，要求捣乱的"学生"弄懂某些行为和随后的奖励之间的关系（或者不必真有关系也行）。品行障碍患儿会明白，某些明确而具体的行为会给他带来他喜欢的好东西，比如糖果和玩偶手办。换言之，这个孩子明白他的积极行为与心理学家所说的强化（有意义的奖励）是有联系的。相反，成年的反社会人格者会发现，他的消极言行不会再带来他曾经享受过的好处（你明显的愤怒、恐惧以及他眼中的"歇斯底里"）。他会明白，他做出的威胁行为和他渴望的强化之间不再有联系了。

确保某种行为不再与奖励挂钩，就会让这种行为"消退"。我可以用心理学中的一个经典动物实验来说明消退的概念。在这个实验中，一只实验用的大鼠学会了按压小杠杆来获取食物。当实验者关闭每次按压杠杆就给大鼠喂食的装置后，它很快就不再按杠杆了。通过取消按压杠杆与食物之间的联系，实验者让按压杠杆的行为消退了。

每当缺乏良知的人骚扰你、威胁你的时候，你要保持冷静，或者至少要表现出冷静的样子。这样一来，你就能让他的骚扰和威胁行为消退。即使在他看起来已经放弃之后，你很可能还要不得不忍受他多做几次尝试（你需要为此做好准备）。他可能会尝试更严重的威胁，或者用不同的方式威胁你，希望稍稍改变自己的做法就能让事情恢复到以前的状态。行为在消退后突然出现的这种现象，被称为"消退爆发"。（反社会人格者在这种情况下通常不会使用暴力，但如果你遭受任何暴力行为，请报警。）在你所有的努力之后，他的"爆发"可能会让你泄气，这是可以理解的；但是，如果他没有看到你明显的痛苦，没有得到奖励，这些最后的努力终将停止，而你也会成功地让他的行为完全消退。

但你的最终目标远远不止是行为消退。你希望反社会人格者意识到你不再有趣了，然后放弃你去寻找更多、更好的心理"毒品"。当你变得彻底无趣时，他就会开始渴望一种他更容易控制的环境，而不是和你待在一起的恼人环境——而且他还不用忍受与孩子一起住的烦恼，这本来就是他一开始就不想要的结果。

他是一个"情绪吞噬者"、一个瘾君子，他的生活始终围绕着寻找下一个"毒品"来源，即某个他可以控制的人，可以为他提供绝望与"歇斯底里"情绪的人。为了拯救孩子和你自己的未来，你的任务就是摆脱他对你情绪的控制，这样你就不会再轻易地为他提供娱乐和权力了。法庭是否会奖励他的反社会行为，你几乎无法控制，但你对于自己是否奖励这种行为拥有很大的控制权。通过熟练使用冷漠、冷静的方法，你可以从反社会人格者的游戏中解脱出来，即使在家事法庭让你失望的时候也如此。

如果你能逐渐了解反社会人格者的游戏模式，并用科学研究的成果来武装自己，你就能在与缺乏良知的人做斗争时取得巨大成功，即便你此前经历了多年的挫败。下面的故事，是我上一本书的读者寄给我的。

成功的故事

我是一名执业律师，也是一所著名大学的兼职教授。我绝对不是傻瓜。然而，我却被一个反社会人格者奴役了，并因此遭受了巨大的痛苦。

我很小的时候（七岁）父母就去世了。我是五个孩子中最大的。我们被分别送到了不同的家庭，有的去了亲戚家，有的去了好朋友家。成年之前，我在三个家庭里待过。在我待得最久的一个家庭里，男主人有很强的虐待倾向。他几乎每周六都会打他的妻子（我表姐）。这很奇怪——我表姐和我过去常称之为"打架的周六夜"。我对家庭冲突已经习以为常了。这个男人会对我进行肢体虐待，还会时不时地对我进行性骚扰，不过他（还）没有对我实施性虐待。我已经很熟悉这种与男人打交道的方式了。学校是我最开心的地方。我每年都名列前茅，在各方面都是如此。但是我在情感上太需要关注了。我有很多性伴侣。我在年轻的时候喝了很多酒。我一直在寻求认可。

经历过一系列亲密关系之后，我终于在 29 岁时结婚了。我在法学院遇到了我的第一任丈夫。他把我迷得神魂颠倒。他说我漂亮、可爱又聪明。他说服我替他写论文。在我的帮助下，他完成了学业，通过了律师资格考试。我所有的学业都是我独立完成的，而他的学业至少有我50%的功劳。他给我送了很多礼物。他告诉我，他需要"紧张刺激"的生活。这对我来说也很兴奋。在上法学院之前，他是一名成功的音乐家，我也喜欢音乐，所以（我以为）我们对于音乐和表演（这件事本身就会令人紧张）有着共同的兴趣。

我们相识不到六个月就结婚了。我的教授都暗暗替我感到害怕，直到多年以后他们才告诉我。既然我已经成了他们的同事，他们就坦率地告诉我他们的想法——那家伙是个讨厌鬼，他们不明白我为什么要和他在一起。

我们婚礼的前一天晚上，他就开始虐待我了。他让我给自己剃毛。他坚持要我这样做，不肯让步。他跟着我一起进了浴室，直到我剃完才出去。我哭了好几个小时。然后他送了我一大堆礼物，感谢我送给他这份"礼物"。这种循环就此开始了。

我放弃了在大城市、大律所工作的好机会，因为我前夫没有同样的机会。最后我进了一家小型法律中心，和他一起工作。

他强迫我用各种方式残害自己的身体，比如文身、穿孔、染发、整形手术，而这一切都是为了让我看起来更像他的"理想女人"。让我羞耻的是，这些事我全都做了，因为他会在事后告诉我，我很漂亮，然后他就会给我送一大堆礼物。随着时间的推移，我发现其实是我在为所有那些昂贵的礼物买单，但在当时，我没有意识到他会在财务上如此背叛我。他说我的任务是赚钱，而他的任务是"管理"钱。我会做所有那些事情，是因为我没有自尊。他似乎知道这一点，并利用了我的弱点。我没有足够的自我保护意识。

后来我们的孩子出生了。我们生了四个孩子。每次生完孩子，他会从医院把我接回家，我能休息上三四天。然后我就要回去工作，因为他的工作赚不到钱。他说他是"经理"，而我是工蜂。他喜欢我怀孕的样子。这有些令人毛骨悚然。我也很想要孩子，所以在某种程度上，我们的需求是吻合的，但他想让我怀孕是为了满足他的性欲，这令人非常不安。然而，孩子一出生，他就不见了踪影。在那么长的时间里，他有了那么多个孩子，可他却没有换过一次尿布。如果我必须出门，我就要雇一个保姆，即使他在家也是如此。他根本不能，也不愿意照顾孩子。家里所有的钱都是我挣的，孩子也是我一个人照顾的。

他有时会消失几天，也不说去了哪里。最后他承认他去嫖娼了。起初我很震惊，但最终我松了一口气。他的性需求很疯狂——我们必须按照时间表来过性生活。随着时间的推移，性爱变得越来越变态，因为普通的性是无聊的。我们还是夫妻的时候，城里开了一家情趣用品店，报纸上轰动一时。看到那篇报道时，我感到很恶心。我知道他会带着这家店的东西回家，并坚持要试一试。他的确这样做了——面罩、警棍、拍子、紧身胸衣，应有尽有。所有这些东西都让我感到很不舒服。同样，我每一样都用了，因为他让我根本无法拒绝。他会抱怨、纠缠，甚至有些时候还会逼迫我。然后他就会说："看到了吗？还不算太坏！"我泪如雨下，或者只能沉默，逆来顺受。他根本看不到我的反应。如果我表示不满，他就会给我买东西，这样的循环又会重新开始。

我们还有财务上的问题。他害我们破产过一次，差一点破产两次。他会从我们的信托账户里偷钱。他刷爆了自己的信用卡，然后又刷爆了我的。我实在是太抑郁、太疲惫了，以至于我不再去查看或关心钱的事了。我想，如果我一步一个脚印地走下去，到最后所有孩子都活着，就是最好的结果。我陷入了严重的抑郁，无法应对这一切了。然而，在外界看来，我是完美的。我很瘦、很漂亮。我在表面上很直率、自信满满。他威胁我说，如果我跟任何人透露我们婚姻中发生了什么，他对我做了什么，他就会伤害我。他不允许我有亲密的女性朋友。他监听了我所有的电话。

最后我找了一名很好的心理治疗师。过了两年我才把我婚姻中的事情告诉了他，因为我害怕丈夫发现我"告密"了。我丈夫会开车送我去治疗，然后再来接我。他要我向他汇报我和心理治疗师谈过的话。我不太会撒谎。在我告诉治疗师我婚姻状况的那天，我丈夫看得出来，我已经把秘密泄露出去了。他斥责我、辱骂我。他还威胁了我。他说他会毁掉我的律师生涯，而他差不多已经做到了。

就像你书里所说的那样，他总是会演"苦情戏"，所以一直都是我的错。我那么漂亮，那么有才华，我让他感到自己无足轻重。他需要感觉自己更像个男人。据他所说，他被自己的父亲虐待过，他母亲疯了，我需要为这些事情弥补他，他应该被人同情。

在我们刚结婚的时候，我做过一个关于他的梦。我梦见我在森林里，而他是森林里的一只动物。他很可怜，很可悲。他求我留下来陪他，或者带他回家。我犹豫了，他攻击了我。在我的梦里，他长着尖牙，很凶猛。太可怕了。我真希望我当时听从那个梦的启示，早点儿离开他。然而，我留下来了，生了四个孩子，忍受了痛苦。

在他离开后，巨大的财务影响突显出来了。他从我们的信托账户里偷走了很多钱，我不得不把钱还回去。他没有向政府支付任何雇员福利扣除款项。他没有交商品和劳务税。我们，也就是"我"（因为他直接走掉了，拒绝支付任何费用）最后欠了大概 10 万美元，这还是抵押贷款之前的数额。我把钱都还清了。尽管我有六位数的收入，但我不得不给自己和孩子们买二手的衣服。直到今年之前，我们一直住在城里一个很穷的地方，而我和他已经分开十年了。我才刚刚开始有退休储蓄，而我现在已经 52 岁了，不过我不再欠那么多钱了。

他走的时候，像甩掉烫手的山芋一样把我甩了。他和我的一个客户在一起了，那个客户年轻得可以做我的女儿。有一年左右的时间，他完全忘记了我们的四个孩子，直到他意识到，用孩子的事纠缠我是一种有趣的娱乐，是一种让我心烦意乱的好办法。他甚至在我执业的法庭和司法管辖区内起诉我，要求获得监护权，他知道这样做能给我带来多大的羞辱。我不得不对那些抬头不见低头见的法官吐露我的丑事（所有他虐待我、侵犯我的记录），当他意识到自己会输的时候，他撤诉了，彻底撤诉了。

他和新伴侣结了婚，组建了一个新家庭。他（又）生了四个孩子。他继续拿孩子的事骚扰我，但在心理治疗师的帮助下，我学会了不做出反应。他又玩起了他的游戏，比如给孩子们很多礼物，给予他们不恰当的自由。我已经不管这些事了。我没法再跟他争这种事了。他想和我接触，我觉得这种接触越少越好。

在所有的法律斗争中，我只能坚守我做母亲的价值观，并相信我的孩子最终会明白这一切。我没有让他们参与这些斗争，也没有利用他们来与他斗争。他们都明白发生了什么，能做他们的妈妈我实在是很荣幸。他真的很想通过孩子来报复我。我干脆拒绝参与他的游戏，这似乎起了作用。

我现在再婚了，生活很美满。我嫁给了一个可爱的男人，他与我的价值观相同。他爱我的孩子，孩子们也爱他。我过上了还算平静的生活。我过去的一位教授一直是我的导师和朋友，他在专业上支持我，即使在我非常脆弱的时候，在我学业和专业上都很糟糕的时候也是如此。有了他的支持和信任，我在事业上取得了真正的成功。

这个女性做了什么才摆脱了苦难，使她的生活有了好转，让她的精神再度振奋起来？她成功的基础是通过自学理解了她要面对的是什么：一个没有良知的人。她了解到这个人的动机（相当简单）：渴望在法律制度的"游戏"中获胜。她知道，对方的主要目标是惊吓她，因为她的惊慌反应会让他兴奋，让他觉得自己是赢家。她能记住他的行为模式，也就是利用和操纵他人，试图让别人可怜他——从她遇到他之前就一直如此，而且永远都会如此。她很庆幸，他在这场"游戏"中的动机让他既不理性，又容易预测。

她没有试图向法庭证明他有精神障碍。而且，当州政府认为心理虐待与本案无关时，她很快就从震惊中恢复过来了，甚至不再试图证明他在心理上虐待自己的孩子了。相反，她做了一件更有效的事：勇敢地忍受了尴尬，就他对自己的虐待和暴力行为，向法庭尽可能多地提供具体信息。因为她有理由相信自己可以预测他的行为，所以当他每次试图利用孩子来惊吓她的时候，她都咬紧牙关，不再做出反应。她对待他的方式和父母对待冷酷－冷漠孩子的方式一样：使用权变管理策略。（换言之，她不再用明显的恐慌来奖励他的可怕行为。除此之外，她也不再在法庭上表现得像个"不友善"的母亲。）她寻求了帮助，并学会了信任那些重视她、善待她的人。最后，她找回了自我，真正获得了自由——这可能是她有生以来第一次自由了。

正如这个故事所体现的，一个有良知的人可能会对一场法律游戏望而生畏，但在必要的时候，她能依靠自己，理性、成功地把这场游戏玩下去。从现实角度来看，在法庭上与反社会人格者对峙就像一场清醒的噩梦，尤其是在孩子受到牵连的情况下。但只要坚持不懈，采用恰当的方法，你就能度过噩梦，噩梦也终将结束。此外，无论短期内发生了什么，请记住你的孩子会因你对他们的奉献而受益匪浅。

现在该怎么办？与反社会人格者争夺监护权的行动指南

对于在监护权之争中与反社会人格者打交道的困难和难以想象的处境，以下是我的建议。

❖ 要想成功，就必须既了解反社会人格者的游戏模式，又了解法律制度中可能对你不利的"陷阱"，例如友善父母原则，以及法庭容易受反社会人格者欺骗的现实（在宣誓后还能冷静地撒谎）。

❖ 要为律师提供足够的信息，让他了解大量研究表明，父母一方对另一方的肢体虐待会对孩子造成持久的伤害，哪怕孩子只是与父母生活在同一个家里也会如此。

❖ 记录下你遭受过的、能证实的隐晦威胁、恐吓和明确的虐待，但不要使用心理学抽象名词，抑制住你想给对方下诊断的自然倾向。请记住，我们的法律制度是具体的，与心理学无关，你甚至必须克制自己的合理倾向，不要向法庭坚称他在对孩子实行"心理虐待"。

❖ 更难的是，成功需要勇气，需要你在生命中的一段艰难时期练就冷静的心态。而且，在大多数情况下，还需要你愿意长期生活在不确定性之中。我可以向你保证，与天生容易感到无聊、喜欢即时满足、不太容易考虑长期后果的反社会人格者相比，耐心和等待的能力是极为宝贵的优势。即使在面对那些极其富有的反社会人格者时也是如此。

❖ 最重要的是，请记住反社会人格者的这种模式：他花了一辈子的时间，试图以各种各样的方式惊吓他人。看到他人对自己的阴谋产生情绪反应，对他来说是一种即时的、极大的奖励，这能极大地鼓励他一次又一次地重复自己的行为。不要受他的惊吓，至少不要让他看到你受惊，就像你不会打着"欢迎再度光临"的标语，用牛奶和饼干欢迎小偷一样。

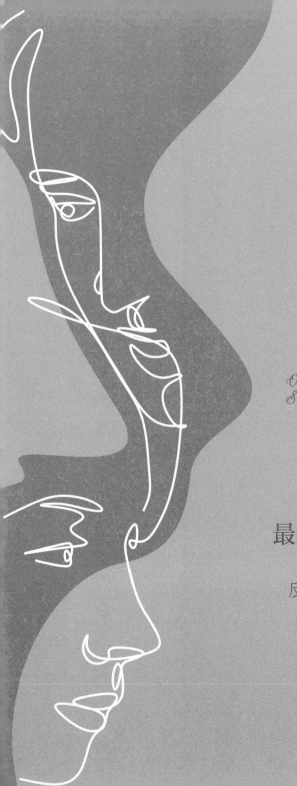

Outsmarting The
Sociopath Next Door

第 5 章

最冷血的对手
有攻击性的
反社会人格者

我不懂这些事是怎么回事。我不懂人们为什么想交朋友。我不懂人们为什么相互吸引。我不懂社交背后的基本原因。

　　　　　　　　　　　　　　　　　——泰德·邦迪（Ted Bundy）

我们对他人的依恋勾勒出了我们生命的轮廓。可以说正是有了依恋，人生才是值得过的：父母对新生儿的爱，孩子对父母的爱；我们身边的传统、闲言碎语、家人和朋友的拥抱；青少年对于"融入群体"的执着；后来坠入爱河的情感海啸，拥有互助互爱的终身伴侣的梦想。我们的大脑就是为了这些依恋而生的——从我们对宠物的爱心到我们与人类社群的紧密联系。

我们现在已经看到，如果心灵不能建立爱的依恋，就会发展出一种对于掠夺能力的执着，对于激起（并目睹）愤怒、恐惧和绝望的执着。如果一个人的心灵不能去爱，他就只有竞争的冲动。就像你的生活始终围绕着亲近他人的愿望，反社会人格者的生活则围绕着控制、恐吓、迫使他人服从的需求。做到了这一点就是"胜利"，对于没有爱的心灵来说，胜利就是一切。

诉诸致命暴力的反社会人格者是少数。大多数没有良知的人都是有破坏性的骗子和操纵者，他们会拿我们的生活来玩残酷的心理、财务和权力游戏，在家暴者中他们所占的比例是最高的。也就是说，这些人会通过殴打配偶、孩子和老人来增强自己的权力感和控制感，但他们通常不是杀人犯。然而，当他们杀人的时候，结果或非常令人不安。

捆绑、折磨、谋杀

衣冠禽兽看起来很正常，这一点让我们很害怕。正因如此，2005 年，丹尼斯·雷德（Dennis Rader），一个相貌普通的男子、丈夫和两个孩子的父亲被发现是一个臭名昭著的" BTK 绞杀者"〔 BTK 是指"捆绑（bind）、折磨（torture）、谋杀（kill）"〕时，给公众造成了难以磨灭的影响。雷德在堪萨斯州的威奇托及周边地区犯下了十起可怕的谋杀案后最终被捕。

雷德几乎是每个人心中最可怕的噩梦。他是个普普通通的上班族，经常去教堂，还是童子军的领队，但他会在空闲时间里切断别人的电话线，折磨和谋杀他人。他平平无奇，不引人注意，在 31 年里为害一方却没有人发现。在这 31 年里，他和妻儿一起住在一个社区里，和各种各样的普通人一起去工作、去教堂。当他最后被逮捕入狱的时候，几乎所有认识他的人都说："我简直不敢相信。"

我们希望这些禽兽看起来像禽兽一样。我们之所以希望如此，有着很合理的原因：如果每个做出可怕行径的人，看起来都像行为可怕的人，那么当我们遇到看似普通的人时，就能肯定自己是安全的。但是邪恶不会写在脸上。帕梅拉·斯玛特（Pamela Smart）与朋友合谋杀害了自己的丈夫，她在上高中时曾是一名拉拉队长。臭名昭著的连环杀人犯泰德·邦迪英俊潇洒，以至于在死囚牢房里时都有女人向他求婚。佛罗里达州帕克兰的校园枪击案凶手尼古拉斯·克鲁兹（Nikolas Cruz）在狱中也收到过许多女孩充满同情的情书。

当我们试图保护自己，免受那些犯下恐怖罪行的人的伤害时，我们往往会想象出完全错误的画面。有攻击性和暴力倾向的反社会人格者虽然是少数，但他们给了我们足够的理由去提高我们对于反社会人格模式的认识。

全美国似乎都有一种看法：BTK 谋杀案的嫌疑人过着普通的生活。但真的是这样吗？回顾一下过去，我们可以看出，事实根本不是这样的。丹尼斯·雷德早在被捕前就表现出了反社会人格的症状。当然，在他被抓住之前，他那些骇人听闻的欺骗行为是不为人注意的，但在他的行为中，其他的一些反社会特征一直都很明显。事实上，他比我能想到的任何人都要奇怪，他就是隔壁的反社会人格者。由于智力和社会地位都不高，雷德无法进入高端金融或国际政治领域，实现反社会人格想要主宰与获胜的意志。相反，他成了当地的捕狗人和社区里的"合规检查官员"。借助于自己的一点点权力，拿着邻居家的照片、满是标记和参考资料的笔记本，再加上他无情的坚持，他不遗余力地控制着邻居的生活习惯、他们的草坪和宠物、他们下班后喝的啤酒，以及他们的用语。他会给 69 岁的老太太开罚单，因为她没给狗拴绳。用这位老太太的话说，他之所以这么做，"只是因为他可以"。[1]当他承认谋杀罪的时候，他告诉警察，他小时候经常虐待动物。

我们知道，大多数有良知的人不会把自己的一生都花在试图惊吓别人和让别人服从上。你有多少次曾拿起标尺在你生病的邻居家的草坪上巡逻，检查她的草坪高度是否合规？你有多少次潜入别人家里，把他们家的狗放掉，好让狗主人受到传讯？你有多少次和朋友坐在酒吧里，每当他们说脏话时，就对他们怒目而视？这就是丹尼斯·雷德一生的追求。凭借他反社会人格者平庸又刻意的魅力，他用如此不起眼的方式把人们对他的不满控制在一个很低的限度内。据一位邻居所说，在社交场合，他会"直视别人的眼睛，说一些冠冕堂皇的话，比如聚会办得很好、食物摆得很好看"。

良知是一种强大的情感，一种进化上的奇迹。这是一种建立在我们对他人的依恋之上的责任感，规范着我们的行为，因为如果我们伤害了别人，我们就会感觉很糟糕。这不是一种对规则的痴迷，事实上，有时还会导致我们违反规则。拥有良知当然并不等于相信自己的规则和意识形态放之四海而皆准。如果我们吃了厨房里的最后一块馅饼，我们大多数人都会感到内疚，也不会去抢劫或伤害别人，或者为了娱乐而让他人因为小小的违规而被罚款——更不可能像丹尼斯·雷德一样勒死一个陌生人。他先让她喘一口气，感受到片刻的希望，然后再勒她一会儿，直到她再也没有力气挣扎为止。

无论是被称为反社会人格还是精神病态，良知的缺失都是一种与人性关怀脱节的心理现象。这种脱节让一个人只剩下贬损和支配同胞的欲望，这种欲望的终极表现就是杀死同胞。如果一个人能用草坪的高度来无情地折磨失去活动能力的邻居，那么只要他再多一点点嗜血的欲望，切断受害者的通信线路，他就能冷酷地杀人，这一点儿也不奇怪。这种事情古往今来并不少见，也是一个残酷的笑话，既可能发生在我们身边、我们的日常生活中，也可能发生在看似不容置疑的权力巅峰。因此，如果我们看到一个人迫切地控制和操纵他人，到了毫无同情心的地步，那么最终得知他打算杀人的时候，也许我们并不应该感到那么惊讶。

反社会人格者的暴力行为不是冲动犯罪。相反，像丹尼斯·雷德精心策划的谋杀案一样，反社会暴力（以及一般的反社会行为）都是精心策划、冷血无情的，带有很强的控制欲。下面的故事虽然有一个积极的结局，**但有一些过于详细的叙述，令人感觉不适，一些读者可以选择跳过不读。**

理查德和我是在高中四年级时认识的。他是新来的，他们家刚刚搬到这里。他从小到大上过五所不同的学校。他跟我说的是，他父亲在一家大公司工作，一直被调到不同的城市。后来我才发现真相。

他就是20世纪50年代人们口中的"梦中情人"，他长得太帅了。我当时有些天真。我是独生女，家境平平。理查德住在城里的富人区，有很多钱可以挥霍。他常带我去高级餐厅吃饭，在时髦的商店给我买衣服。我想，在某种程度上，我的童贞是他用一件非常昂贵的珠宝"买"来的。四个月后我就怀孕了。我当时以为他会离开我，但他其实很高兴能有个孩子。我父母对我们奉子成婚很不高兴，但我当时高兴得不得了。

我们住在一起之后，情况就发生了巨大的转变。以前我几乎从没见他喝过酒，但他现在每晚都喝得酩酊大醉。我会温柔地责备他，但他只是挥挥手让我走开，说我"太天真了"。随着时间的推移，他对我们的女儿越来越不感兴趣，而是更喜欢向我抱怨。当我试图给女儿换尿布时，他会嘲笑我，但从不帮忙。钱不是问题，因为他的父母为他设立了一个信托基金，但我有点儿希望他们没有这样做。他甚至没有尝试去找工作。他总是表现得好像全世界都欠他什么似的，好像他很特殊，尽管他除了给我添麻烦什么也没做过。他甚至会做一些羞辱我的事。有一次我们去酒吧，他把我拉进了男厕所，扯下了我的衣服，然后就把我丢在那里了。我能听见他离开时的哈哈大笑。我不得不打电话找朋友来救我。那天晚上，当我哭着跟他谈这件事的时候，他只是挥手让我走开，说我开不起玩笑。

理查德似乎故意不让我见他的家人，但我最终联系上了他的姐姐，并与她一起吃了一顿午餐。她告诉我，她家一直在搬家，是因为理查德的名声太差了。他们总是在寻找新的开始，但这个开始从未出现过。我不知道自己陷入了什么样的境地。但就在我准备收拾东西带着孩子离开的时候，他似乎又变回了我第一次见到的那个引人注目的人。

女儿出生的两年后，我们有了一个儿子。理查德对我们的女儿几乎从不关心，但他现在全身心地参与育儿了，而他的参与很糟糕。他一直跟我说，他的儿子不能变成娘娘腔。他会把孩子带进淋浴间，给他洗澡，当水打在可怜的孩子身上时，他根本无视孩子的哭声。当孩子躺在婴儿床上时，他会摇晃婴儿床的栏杆。他告诉我，他想让孩子坚强起来。如果我试图阻止他，他就会把我推开。我越是试图阻止理查德这样做，他对我的虐待就越严重。我几乎每天晚上都要被迫和他做爱。有一次在我给孩子喂奶时，他甚至把孩子从我怀里拽了出来，好让他在那一刻对我为所欲为。

最后理查德终于找了一份工作，在当地的一家汽车经销店里做了推销员。这给了我一个收拾东西、带走孩子的机会。在我父母的帮助下，我在他们家附近租了一间小公寓。他打电话给我，威胁说如果我不马上回去，他就会把孩子们带走。不久他就发现了我在哪里。他闯进了我的公寓，因为我忘了锁前门。他在厨房地板上强奸了我，我蜷缩在他身下，他把我周围的盘子都打碎了。他在那里的时候，甚至没有问过孩子的事。临走前，他大骂脏话，告诉我他又找了个女人，相比之下我就像个巫婆。

一天晚上，我把孩子送到了父母家，然后开车出城。我正在认真地考虑从附近的桥上把车开到河里去。但我开车回了父母家，问他们我能否在那儿住几个星期。我想理查德不敢到那儿做任何事。我心烦意乱，再也不相信自己能做好一个母亲。谢天谢地，我还有父母，他们一致支持了我。

我去看了心理治疗师，感觉开始好起来了。但我丈夫却不肯就此善罢甘休。他拿到了带走孩子的法庭指令。我不敢相信会发生这种事，他把孩子夺回去了。我知道那只是他伤害我的方式，他根本不在乎我们的孩子。我很担心他会怎样对待他们。我的心理治疗师帮我渡过了难关。我找到了一份工作，变得更稳定了。我非常想要回我的孩子，但我不得不等待法庭的另一次听证会。

多亏了我女儿的行为，我才能把她要回来。理查德厌倦了她的抱怨，把她还给了我。但他依然控制着我儿子。大约一个月后，他把儿子也还给我了。他告诉我，我让儿子染上了娘娘腔的毛病，孩子已经无药可救了。在那不久之后，我们离婚了，我相信我永远摆脱了他。

最终我遇到了另一个男人，一个正派的男人，我们结婚了。有那么一两年，一切都很顺利，但理查德突然要求获得孩子的探视权。不幸的是，法院允许了，这对我的孩子来说是一段创伤性的经历。每逢周末，当他来接孩子的时候，他们总会试图躲起来，当他把孩子带回来的时候，他们总是躺在床上哭泣。我女儿13岁的时候，她拒绝再去理查德那里。后来我发现，理查德曾多次强迫她脱光衣服，在他那些醉醺醺的朋友面前绕着房间跳舞。他会在一两米之外，飞快地向我儿子扔棒球，说是为了提高他的反应能力。儿子回家时身上都是瘀伤，这种经历让他不愿再参与任何形式的运动。

理查德最终再婚了，我的孩子也摆脱了一些他的影响。

他们俩都从心理治疗中获得了一些益处，并且得到了大学学位。他们最终都结婚并且有了自己的孩子。我每天都感谢上帝，感谢孩子能够走出这种恐惧：他们那些年来一直被本应信任的人折磨。

读完这个故事，人们不禁要问，为什么这位妻子不早早地离开？她之所以会待那么久，是因为她患上了受虐配偶综合征，这是一种由于反复遭受创伤而产生的心理受损反应。被侵犯的配偶会受到严重的惊吓，以至于害怕离开。受虐配偶综合征有一个特别让人麻痹的特点，那就是被虐待的配偶会开始相信这一切都是她自找的——施虐者对她做出残忍行为，是因为她活该，因此她不应该逃跑。施虐者使她相信，他是她唯一的朋友和保护人，没有他，她将是完全孤独与无助的。通过这种方式，施虐者让配偶的所有那些想法变得根深蒂固了。每次发生可怕的事情之后，他都会明确表示，如果她告诉别人发生了什么，他就会杀了她，而且没有人会相信她。在这种可怕综合征的驱使下，暴力可以有效地控制一个人。

由于反社会人格者的暴力是很冷血的（是精心策划的，没有情绪），所以他们的攻击行为能够保持相对隐蔽。就像前面描述的受折磨的妻子、母亲一样，反社会人格者的肢体暴力往往是隐藏起来的，一般是在家里发生的，或者有一些其他的"私密性"。尽管存在像 BTK 绞杀者的那种明显罪行，但反社会暴力往往发生在我们看不见的地方。像上述那种可怕的情况，可能会在毫无防备的社区里、紧闭的家门后持续多年。

反社会人格者还可能通过其他方式保守秘密、逃避法律的惩罚。关于这个话题，从我收到的大量信件中，我了解到一个特别令人震惊的例子：这些冷血无情者会使用传染病作为武器，这往往是他们的一种无形的攻击方式。有很多信件揭露，有些人在感染肝炎或艾滋病毒的情况下，故意进行不安全的性行为。通过性行为增加传染他人的风险的行为包括拥有多个性伴侣、撕裂黏膜的粗暴性技巧，以及允许血液接触。也许，关于用这种方式攻击他人的反社会人格者，最令人不安的一点是，他们相信自己正在把一种严重的疾病传染给他人，并且因此感到满足。

任何寻找"有承诺的爱"的人，都特别容易受到无情者的操纵，很少有人比那些努力让自己的爱情生活与真实身份认同保持一致的人更容易受到反社会人格者的伤害。

事实上，当反社会人格者在肢体上侵犯他人时，他们的行为往往和不采取肢体行为的反社会人格者一样，都看起来毫无意义。正常人不知道这样做有什么意义，无法想象为什么有人想这么做，甚至常常难以相信有人会这么做。为什么要操纵一个无害的同事？为什么要折磨和杀害一个陌生人？为什么故意让别人得艾滋病？这对我们来说是不可理解的。反社会人格者的攻击行为就像其他反社会行为一样，都是为赢而赢。这里的"赢"就是指操纵和控制他人。对反社会人格者来说，凌驾于他人之上的权力就像心灵的"糖果"、娱乐与存在的理由。有良知的人不会像反社会人格者那样感受到这种动机的驱使，也不会发现和注意到这种动机的表现形式。

冷血的行为

我想强调一点，大多数反社会人格者并不是杀人犯。他们大多数人会用谎言、欺骗、心理游戏、法律游戏、威胁和人际折磨手段来操纵和控制他人。然而，当没有良知的人杀人时，他们犯下的罪行最令我们震惊，其原因我们已经讨论过了：反社会人格者是冷血无情的。在我们监狱里的服刑人员中，有20%的人是反社会人格者，但这20%的人做出过最卑劣的行径。

2002年，《变态心理学杂志》（*Journal of Abnormal Psychology*）发表了一篇关于125名谋杀犯数据的报告。[2]报告指出，反社会罪犯犯下的谋杀案"可能主要是工具性的（即有预谋、有外在的目标，犯罪前没有强烈的情绪反应），或者具有'冷血'的性质"。研究者发现，相比之下，非反社会罪犯犯下的谋杀案往往是"冲动犯罪"（有强烈的冲动、反应和情绪）。

反社会人格者不会像绝望和情绪失控的人那样因冲动而犯罪。他们的头脑中不会有一个声音命令他们杀人，不像有些少见而可悲的杀人犯，其暴力行为是由偏执性精神病所导致的。相反，他们杀人是为了方便，也是因为对他们来说，杀人是兴奋和有趣的——杀戮是支配和控制另一个生命的终极形式。

嗜血的反社会人格者是最接近衣冠禽兽的存在。他可以冷酷地谋划出最令他满意的谋杀方式，然后有条不紊地实施计划，无论针对的是完全陌生的人、朋友、家人，还是他自己的孩子。

事后，他会理性地想出避免被人发现的最佳方法。如果他被抓住了，他可以静静地接受审判。当他令人反胃的行为细节被一遍又一遍地描述给公众的时候，他的反应却比收看天气预报时还少。

具有讽刺意味的是，有时正是这种冰冷的理性让他被定罪的。有一篇文献综述回顾了 45 年来关于陪审团如何做出决定的研究，这篇综述的结论是：判决结果的最佳预测因素是被告在审判过程中的态度。如果陪审团认为被告毫不在意、冷漠、傲慢或轻蔑，他就更有可能被判处死刑。[3] 陪审员会观察被告的面部表情和肢体语言。这篇综述还发现，懊悔的非言语表现能表明被告为自己的行为负起责任来了，这种表现在陪审员看来比口头忏悔更可信，他们认为口头忏悔更容易是虚情假意的。

这种影响陪审团决定的因素，有时被称为"斯科特·彼得森效应"，这个名称借鉴的就是被定罪的杀人犯斯科特·彼得森（Scott Peterson）和 2005 年判他有罪的陪审团的故事。彼得森是加利福尼亚州莫德斯托市的一名化肥销售员，他因为杀害怀有 8 个月身孕的妻子蕾西·彼得森（Laci Peterson）而被定罪。他将妻子的尸体绑在 4 块 10 磅（约 4.5 千克）重的混凝土上，并将她扔进了旧金山湾。在蕾西失踪 4 个月后，一对夫妇在伊莎贝尔角州立公园遛狗时发现了一个被水冲上岸的男性胎儿。第二天，另一个遛狗的人在附近发现了一具女尸。蕾西·彼得森的大腿上还贴着胶带。她的肋骨骨折了，手、脚和头都不见了。由于这位母亲的尸体已经腐烂，她的腹部和子宫都已撕裂，胎儿的尸体也与她的尸体分离了。

斯科特·彼得森当时正准备逃往墨西哥。警方在圣迭戈逮捕了他，并在他的车里发现了 1.5 万美元现金、他兄弟的身份证、求生装备、4 部手机和 12 片伟哥。彼得森被送上了法庭，最终因为杀害妻子而被判定犯有一级（有预谋的）谋杀罪，并因为杀害未出生的儿子被判定犯有二级（蓄意）谋杀罪。他被判处死刑，并被送往圣昆廷州立监狱，截至本书撰写之时，他仍被关在那里的死囚牢房中，等待向加州最高法院上诉。他坚称自己是无辜的。

在审判中，当大家在讨论受害者的遭遇时，当他、律师和陪审团看到他妻子和未出生的孩子尸体的可怕照片时，彼得森依然相当冷漠、无动于衷，甚至有些无聊。与他形成鲜明对比的是，8 号陪审员约翰·吉纳索（John Guinasso）后来说道："在法庭上看尸检照片是一件十分令人不舒服的事情。蕾西，这个美丽的女人，变成了一堆漂浮的碎片，被冲到了东湾的岸边，实在是不忍直视。这些画面会在我脑海中留下永远的伤痕。"[4] 审判结束后，一些陪审员患上了创伤后应激综合征。有些人有记忆闪回，还有些人开始做噩梦。然而，在为期 6 个月的审判中，斯科特·彼得森本人则看似无动于衷，他那毫不畏缩的冷酷没有逃过陪审员的注意。这个丈夫、父亲难道不应该表现出某种程度的自责吗？或者说，如果他真是无辜的，他难道不该有些哀伤，或者至少有一丝悲伤的表现？

斯科特·彼得森的审判再次引发了法律界长期以来的争论：被告在法庭上的行为是否应该被视为有效的间接证据。有些法律专家认为，被告在审判期间的举止表明了他能否犯下被指控的罪行，因此应该将其作为证据的有效组成部分，而其他专家坚持认为，法庭上的行为可能会受到外界因素的影响，不应加以考虑。这个法律问题的两方都有道理。但作为一名心理学家，我可以指出，从实践上讲，自从所罗门王拿起他的剑，提出要将一个归属有争议的婴儿劈成两半以来，陪审团和法官就一直受到被告冷漠反应的影响。真正的母亲惊恐地尖叫道："不要！"而假冒的母亲却觉得所罗门王的主意很好。

在犯下可恶的罪行之前，人们所观察到的暴力反社会人格者的行为经常也是争论的主题，正如那个 BTK 绞杀者的案例一样。常有读者告诉我，施暴者做出了"奇怪"的、"教科书式"的、"危险"的行为，或者"令人担忧"的行为，又或者施虐者做出了某种"可能预示糟糕后果"的行为。但有人告诉这些读者，他们对此什么也做不了，因为"还没有发生任何违法的事情"。读者经常告诉我，他们发现施暴者过去做出过恐吓和暴力的行为，有时施暴者还因此被逮捕、被审判过，但有人告诉他们，这些目前还不是"真正的证据"，必须"等待新的犯罪行为发生"，他们的担忧才会得到认真的对待。

这种情况虽然是司法和精神卫生系统工作人员的无意之举，却加重了受害者已经遭受的、他人刻意为之的"煤气灯"式操纵的影响。操纵这些受害者的，是一些冷漠而精于算计的人，他们做出暴力行为的可能性应当予以严肃对待。

近年来，随着越来越多的中小学和大学枪击事件令公众震惊不已，具有警示作用的标志性行为也得到了一些关注。2008年，一个名叫史蒂文·卡兹米尔恰克（Steven Kazmierczak）的前社会学研究生走上了北伊利诺伊大学的大讲堂，面对一屋子正在听海洋学讲座的学生，用一把截短的12号霰弹枪和一把9毫米口径手枪向人群开枪，打死5人，打伤17人。卡兹米尔恰克被以前同宿舍的室友称为"奇怪的史蒂夫"，他研究过弗吉尼亚理工大学枪击案和科伦拜恩高中枪击案，并崇拜恐怖电影《电锯惊魂》（Saw）中的虐待狂杀手"竖锯"（Jigsaw）。他的右小臂上有一个文身，文的就是竖锯骑着自行车穿过血泊的画面。

旧金山大学教授大卫·范恩（David Vann）研究了这个枪手的生活，范恩发现卡兹米尔恰克精心策划了枪击事件，并且在他的一生中，他的行为里包含了一些危险信号，表明他有能力蓄意实施暴力。[5] 在八年级时，他曾为了好玩，用下水道疏通剂做了一个炸弹，放在一个陌生人家里并等待炸弹爆炸。由于他在家里"不守规矩"，父母曾把他送到芝加哥的"门槛"中心（Thresholds），这是一家专门从事心理社会康复的精神病治疗中心。他因为不遵守规定和欺骗行为，被赶出了"门槛"中心。他后来应征入伍，不到五个月就被迫退伍了，因为他在申请书中否认自己有"精神疾病"。在那之后，他进入了北伊利诺伊大学，他的前室友记得他痴迷于阿道夫·希特勒（Adolf Hitler）和泰德·邦迪这种臭名昭著的杀人犯。范恩在他关于卡兹米尔恰克的书中指出，这个未来的年轻杀手开始在给熟人发送的电子邮件里谈论大屠杀和统治世界的话题。

2009 年，在北伊利诺伊大学枪击案一周年的时候，范恩在接受采访时谈到了卡兹米尔恰克。他说："到了最后，他的自我毁灭行为和反社会行为，以及那些非常可怕的行为都变得非常严重。在你看过所有那些记录之后，你不禁会想，一个杀人狂魔要做些什么才能引起人们的注意？"[6]

冷血的暴力和谋杀不仅是支配他人的终极形式，也是对社会终极的反社会操纵。他们惊吓了我们所有人。在大规模屠杀之后，我们通常的反应是最糟糕的：我们在所有的媒体上公布了凶手的名字，公开了所有尽职的记者能发现的、关于他的一切信息。由于我们集体的恐惧和猎奇，再加上媒体用详细的甚至像电影般的手法描述了他对普通人的强大支配力量，这个反社会杀人犯得到了前所未有的大量关注。从杀人的反社会人格者的角度来看，这种最后的满足是值得冒死刑风险的，许多名不见经传的其他人会非常羡慕这种胜利，也许还会竞相效仿。

就像那些处于监护权争夺和工作场所噩梦中的人一样，我们必须停止帮助反社会人格者从我们身上获取巨大的情绪价值，不要再让他们获得娱乐和满足了。媒体专业人士和整个社会应该决定如何处理有关反社会暴力的信息，才能让我们把注意力集中在真正的问题和受害者身上，而不是集中在那些试图以这种可怕方式"获胜"的毫无良知的罪犯身上。有人向媒体提出了一个简单的建议，那就是在报道中尽量少提罪犯的名字，只有当有关凶手的细节对于事件来说至关重要、绝对相关的时候才提供这些信息。不给他们出风头的绰号或缩写：不要提什么"黑寡妇""开膛手杰克""BTK绞杀者"。相反，关于受害者的信息，则应该用尊重的态度呈现。

然而，现在有一种方法可以让反社会人格者在不接近受害者的情况下毁掉他们的生活。

网络暴力

在人类历史上，这是我们首次可以在没有直接接触的情况下折磨和伤害一个人。网络暴力不会被视为谋杀，但它确实会导致自杀。这是一种现代的良知缺失，能让施暴者的双手不必沾染受害者的鲜血。网络暴力是远距离的攻击，有时还是匿名的，能给予反社会人格者同样的快乐，与直接的攻击和伤害一样，能够毁掉别人的生活。

计算机科学与其他技术的发展日新月异，以至于我们在心理上、道德上，甚至法律上都常常无法跟上这种发展的步伐。我们急剧变化的环境为创造力和交流提供了极为有利的条件。然而，令人害怕的是，这些变化也意外地为没有良知的人提供了新的、几乎完全不受监管的"游戏场所"。在这些"游戏场所"中的某些活动表明，要毁掉一个人的生活，甚至无须接触受害者，也不必使用任何传统武器：不用枪，不用刀，只需要在电子屏幕上留下令人心碎的文字和图像。在反社会人格者所做出的冷酷的行为中，最令人心碎的例子就是青少年和年轻人的网络霸凌。在网络空间中，欺骗与攻击行为只会受限于作恶者的想象力。

你的书让我产生了强烈的共鸣，因为我的孩子被他学校里的一个反社会人格者伤害了。我们刚搬到这个街区不久，网络暴力就开始了。隔壁有一个孩子，比我儿子大两岁，他几乎每天都会用推特账户攻击我 12 岁的儿子。他会发送这样的信息："你可别再吃屎了，你这头恶心的蠢猪"，以及"你活着还有什么意义"。他的图像处理技巧相当高超，他会给我儿子制作一些令人难堪的图片，看上去就跟真的一样。我们保存了其中的一些推文，并报告给警方，但他们没有采取任何行动。

我把这些事告诉了一些其他孩子的父母，他们对于这个折磨我儿子的人，也都有不少话要说。这孩子做这种卑劣的行为已经有很长时间了。后来，我见到了他的父母。他们承认他们的儿子惹了麻烦。他们对他什么办法都试过了。带他去看心理治疗师，开教师会议。他总是假装得像个天使一样。他让别人看起来都像是反应过度了，或是在过度保护。

这个男孩上了高中以后，我的儿子还在上初中，我们全家人都松了一口气。但霸凌没有就此停止。他继续在网上散布关于我们那可怜儿子的谣言，一个比一个恶毒。我们告诉了他的父母，但他们也不知道该怎么办。似乎没有人愿意或能够阻止霸凌。

我们的儿子变得偏执了。他大部分时间都待在自己的房间里，强迫性地整理着所有东西。每当有人走进房间，他就会倒吸一口气，他时刻在警惕着危险。最后我们开始考虑换一所学校。

但是已经太迟了。他在14岁生日那天自杀了。

自杀是全世界青少年的最大死因之一。荷兰的一项大型元研究（考察一系列先前的研究，以比较和分析其结果）发现，在284 375名受害青少年中，有70 102人遭受到网络霸凌与他们的自杀意向（自杀的想法）之间存在关联。[7] 该研究还发现，网络霸凌造成的这种关联比传统霸凌更强，这可能是因为"互联网能接触到更多的受众，资料也可以存储在网上，导致受害者会更多地再次体验那种受诋毁的经历"。

不幸的是，目前反对网络霸凌的立法现状并不乐观——这其中涉及的策略复杂性比职场立法更大。2008年，来自加利福尼亚州的民主党员、美国国会议员琳达·桑切斯（Linda Sánchez）提出了《梅根·梅尔网络欺凌预防法》（Megan Meier Cyberbullying Prevention Act）。该法案以密苏里州13岁的梅根·泰勒·梅尔（Megan Taylor Meier）的名字命名。2006年，梅根因在社交网站MySpace上反复遭受网络霸凌而自缢身亡。这项立法提议把为造成"重大心理痛苦"而发送任何电子通信的行为列为联邦犯罪。这项议案在美国国会中未获得通过。而我们的立法者应该做得更好。

在谈到我们需要如何教孩子处理长期的网络折磨时，网络安全法律师、"有线安全"组织（Wired Safety）执行董事帕里·阿夫塔卜（Parry Aftab）说："我不想让孩子变得更坚强，我希望做这种事情的孩子住手。我希望那些被欺负的孩子的朋友站出来说'我和你在一起'。那些受欢迎的孩子、聪明的孩子、大块头的孩子需要站出来说'住手'。"[8]

现在该怎么办？保护自己免受网络霸凌的行动指南

❖ 要明白，没有人应该被霸凌或虐待。换言之，这不是你的错。这是霸凌者自身的问题所导致的，不是因为你是谁，或者你做了什么。他只是一个普普通通的施虐者，很可能是一个没有良知的人，只是碰巧在网上作恶而已。

❖ 不要把这种事憋在心里。和好友、家人或心理治疗师谈谈。

❖ 更改社交媒体账户的隐私设置，只在朋友中间分享你的生活。

❖ 切断你和霸凌者之间的所有联系。屏蔽施虐者的电话号码、社交媒体以及电子邮件地址。

❖ 保存网络霸凌的证据。用电脑上的"截屏"或"截图"功能来保存网络霸凌的证据，在智能手机上安装具有相同功能的应用程序。你也应该保存所有网络施虐者给你发送的、从一开始到现在的所有电子邮件副本。如果警方介入，你可以把这些证据交给他们。

❖ 除了收集证据，如果可能的话，不要理睬霸凌者。不要试图报复。从霸凌者的角度来看，你能做的最令人恼火的事情就是保持冷静。等他厌倦了你和你表面上的平静之后，就会停下来。如果必要，你可以假装平静。尤其是不要还击。你如果还击，只会让霸凌者大喜过望，因为你被惹恼了，对骚扰做出了反应。尽量不要让霸凌者影响你的心态。

❖ 如果你感到人身安全受到了任何威胁，即使只有轻微的怀疑，你也要收集证据，然后报警。警方知道接下来如何处理是最好的。

❖ 受到这样的虐待有时会让人感觉很糟糕，甚至想去死。如果你感觉想自杀，或者用其他方式伤害自己，请立即告诉你的家人和朋友，让他们帮助你。他们爱你。不要让这个霸凌者"获胜"。

我在这几章讨论了如何处理四种反社会人格者（品行障碍患儿、工作中的反社会人格者、专业人士、争夺监护权的前配偶），以及如何应对谋杀和攻击他人的反社会人格者。这是因为我收到了许多关于这些情况的信件和电子邮件。在下一章，我会提供十条指导原则，帮助你武装自己，对抗反社会人格者。

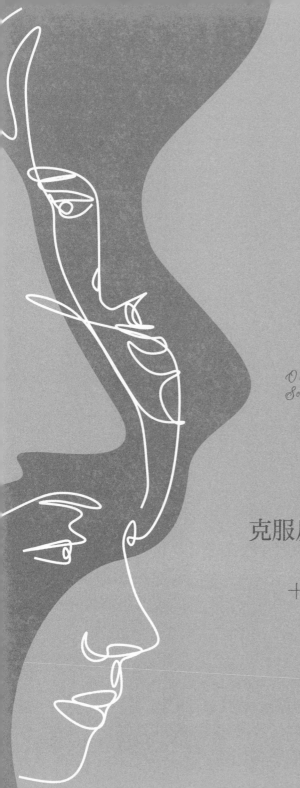

第 6 章

克服反社会人格者
的影响

十大指导原则

我们处在人类历史的开端，遇到问题是在所难免的，但未来还有数万年的时光。我们的责任是尽最大努力做事、学习、改善解决方法，并传承经验教训。

——理查德·费曼（Richard Feynman），《科学的价值》(The Value of Science)

在1959年，布朗大学心理学家拉塞尔·丘奇（Russell Church）发表了一篇论文，这篇论文有一个奇怪的标题：《大鼠对他者痛苦的情绪反应》（Emotional Reactions of Rats to the Pain of Others）。[1] 该研究发现，对于经过训练、能够通过按压杠杆获取食物的大鼠来说，如果在按压杠杆的同时，对相邻笼子里的大鼠进行电击，它们就会停止按压杠杆。在某些研究者看来，这些小型哺乳动物似乎表现出了所谓的共情（理解或体会他者感受的能力）。人们曾经认为只有人类才有这种能力。还有些心理学家假设，看到另一只大鼠承受痛苦，只不过是唤起了按压杠杆的大鼠的恐惧反应，导致它"僵住了"。但是，在2006年，麦吉尔大学的一项研究表明，小鼠只会对同笼小鼠的痛苦表现出"共情"反应，面对陌生小鼠的痛苦则不会改变自己的行为。这种差别对待的行为看起来不太像单纯的恐惧反应，更像我们对家人和朋友会自发产生、对陌生人则不那么自发的反应倾向。[2]

所以，啮齿类动物会共情吗？

动物行为学家弗朗斯·德瓦尔说，既会，又不会。[3]啮齿类动物和其他"低等"动物不能做出全面的共情反应，但它们确实拥有共情的原始基础——通过反射性地激活自身的神经与身体反应，来理解他者情绪状态的相对简单的能力。如果动物看到另一个动物的强烈情绪状态，它的自主反应和运动反应（呼吸、心率、姿态、动作等）就会模拟它所看到的情绪状态。这种与他者表现出相同情绪的基本现象，与越来越多的证据相吻合。这些证据表明，即使在细胞层面上，感知与行为之间也存在着联系——"镜像神经元"，也就是动物在做出某种行为，以及观察到他者做出同样行为时都会激活的神经细胞。

德瓦尔博士提出，共情由三层概念组成。第一层，也是最普遍的层面，是通过身体和反射来反映出他者的情绪状态，也就是他所说的"情绪感染"（emotional contagion）的基本组成部分。第一层面的共情是非人类和人类（有时甚至包括自恋者）似乎能够"把握"他者情绪的原因。也许最简单的人类例子就是，如果一个婴儿开始哭泣，其他能听见哭声的婴儿也会开始哭。大多数（甚至全部）社会性的哺乳动物，包括大鼠和小鼠，似乎都很容易受到这种自动化的情绪影响。对观察者来说，有情绪的个体与自己越相似、越熟悉，情绪感染就越有可能发生。

第二层共情能力，是德瓦尔称为"认知共情"（cognitive empathy）的组成部分。这个部分能使人或动物试着评估他者情绪背后的情境与原因。认知共情能使人或动物做出照顾他者特定需求的反应。黑猩猩、其他大猿，以及大多数人类都有这种高级认知能力。可能某些大型鸟类也具有认知共情能力。动物心理学家艾琳·佩珀伯格（Irene Pepperberg）训练了一只非洲灰鹦鹉，名叫亚历克斯，亚历克斯是一只以聪明著称的鹦鹉。亚历克斯的一生为我们提供了许多这样的证据。有一个感人的例子。据记载，佩珀伯格博士把心爱的亚历克斯留在兽医诊所接受治疗，她刚要悲伤地离开，亚历克斯却说："过来。我爱你。我很抱歉。"

看起来，这很可能是认知共情使亚历克斯评估了佩珀伯格博士的行为，以为她的离开是因为自己做了让她不开心的事情。根据自己的猜测，希望佩珀伯格博士能回心转意，亚历克斯说它很抱歉（不过很明显的是，就像许多道歉的人类一样，它也不完全确定自己为什么感到抱歉）。认知共情能让我们知道某人正在体验一种情绪，但不能告诉我们具体是哪种情绪。就像亚历克斯一样，我们只能尽自己最大努力去猜测。

第三层，也是最高级的共情，是做出心理状态归因的能力，即完全站在他者视角看问题的能力。心理状态归因让我们与另一个人感同身受，并提供心理治疗师所说的"准确的情绪共情"，即我们有时能相当准确理解别人的情绪状态。人类在这种最高级的共情反应能力上有相当大的差异。一个特别擅长心理状态归因的人有时似乎能够心灵感应，但这不是心灵感应，而是这种擅长共情的人能以神奇的方式进入另一个人的思想，他不是在"读心"，而是在理解对方如何解读这个世界。准确理解他人的视角，让擅长共情的人不仅能知道对方有某种情绪，还能知道这种情绪的性质，以及出现这种情绪的原因。虽然擅长共情的人并没有什么神通，但他能够通过另一个人的眼睛来清楚地看见这个世界。

共情与良知一样，以我们与他人建立情感联结的能力为基础。一个无法建立情感依恋的人既没有良知也不能共情。对于反社会人格者来说，共情是完全不可能的；这种功能障碍出现在最基本的共情层面上，也就是情绪感染。反社会人格者的大脑和身体，无法对他者的强烈情绪产生反应，无论这种情绪是人类同胞的，还是猿类、灰鹦鹉，甚至大鼠和小鼠的，反社会人格者都无动于衷。2008 年，美国国家精神卫生研究所的研究者对 20 项关于"反社会人格者面部情绪识别能力缺陷"的研究做了一项元分析，发现反社会行为和识别恐惧表情的特异性神经缺陷（即杏仁核的功能障碍）之间存在可靠的联系。[4]

感恩的情绪也建立在产生情感联结的能力之上。1908 年，社会学家爱德华·韦斯特马克（Edvard Westermarck）将感恩归结为一种"回馈性善意情绪"（retributive kindly emotion），这类情绪是人类道德的必要基石。[5]感恩是一种持久的情绪，通常是令人愉悦的。请想一个你对他或因为他而感恩的人，这个人可能是你的孩子、父母、朋友、导师，甚至是对你产生影响的陌生人，他对你的一天或整个生活都有重要意义。请在你的脑海里试着想象他的面孔。想到这个人，唤起这段回忆，会给你带来什么感受？

想象一下没有感恩或感激的感觉，你就会明白，真正无情的人要在忘恩负义的痛苦"监狱"里度过余生。你也会明白，出于同样的原因，也就是无法与人建立情感联结，公平正义在反社会人格者眼中也毫无意义。由于对反社会人格者来说，他人毫无情感意义，所以在他人遭受不公平的对待时，反社会人格者会无动于衷。对于公平、正义、感恩、高级共情与良知的情感投入，所有这些情绪反应似乎都存在于大脑和心灵进化的最高阶段。与之形成鲜明对比的是，邪恶是一个空洞、一种倒退、一种空白——原本应有的、建立人际联结的能力缺失了，这种缺失导致了其他基本层面的缺失。邪恶将具有无数美好可能性的生命缩减为一场游戏、一种冲动，只为获胜而获胜。邪恶嘲笑人类对于意义的需求，而意义就存在于良知、感激、正义与爱等概念中。

战胜反社会人格，赞颂联结与爱，是人类的一项伟大使命，是自古以来的善与恶、爱与空虚之间的斗争，只不过排除了迷信的色彩。无论你在和同事、伴侣、孩子或其他什么人斗争，我都想给予你构筑稳固防线的基石。你在思考下列战胜反社会人格者的影响的指导原则时，请将自己视为这项人类使命的一部分，以这种积极载体为助力。不要仅仅把这些原则视为一种哲学立场，而要将其作为增强独立个性、增进个人福祉的方式。同时设想他人会做同样的事情，因为我可以向你保证，还有其他人，千千万万的人，都在与你同行。

对付反社会人格者的最好方法就是避开他，拒绝与他有任何形式的接触或沟通。唯一完全有效的自我保护方式，就是不让这样的人进入你的生活。反社会人格者完全不受社会契约的约束，而且无论是否有暴力倾向，他们总是具有破坏性的。但不幸的是，我们并非总能避开反社会人格者，即使把他们识别出来之后也是如此。有时，反社会人格者是你的父母或兄弟姐妹；或者是你冷酷无情的前任伴侣，而你必须保护孩子免受他们的伤害；还有可能他是雇主或同事，但你的工作十分重要，不能辞职。令人痛苦的是，在某些情况下，简单地离开是不可能的。

这里有十条指导原则，适用于无法避开生活中的反社会人格者的情况。这些策略性原则是之前四章所说的具体策略的基础。前 9 项原则主要针对的是没有身体攻击性的反社会人格者，以及那些不会让你担心自己遭受暴力攻击的人。第 10 项原则包含应对暴力反社会人格者的重要指导。这种反社会人格者指的是对你或他人有过暴力行为、身体威胁，或表现出任何身体攻击倾向的人。你应该十分重视这些迹象。如果你有理由认为自己面对的无良者可能会使用暴力，请直接按照原则 10 行动，在尽可能保证自己安全之后，再采用前九条原则。确保自己的人身安全是你的首要任务。

对抗反社会人格者的十项关键指导原则

原则 1：了解你要应对的人

反社会人格是良知的彻底缺失。反社会人格者做任何事情都不会有丝毫的愧疚、羞耻、悔恨甚至尴尬。他不会共情，不会以任何真实的方式回应你或任何人的痛苦。此外，他没有感恩、互惠、公平或正义的意识。总而言之，他的心理状态是非常难以理解的。诚然，从正常人的情感角度来看，反社会人格者似乎是无法理解的，除非你亲眼所见。因此，为了应对一个没有良知的人，你需要用理智而非情绪去对付他。与自己的情绪保持距离是非常必要的，因为反社会人格者可能很有魅力、善于谄媚，他也可能装出一种熟悉的言行举止，以表明他"就和你一样"。

永远不要忘记，无论他是否对你构成身体上的威胁，在心理上他始终是危险的。他总会为了获胜而撒谎，如果你成为他的目标，"获胜"就意味着他用某种方式控制你，让你受尽折磨（不管他多么信誓旦旦地宣称自己没有这种想法）。他会让你质疑自己的判断、感知甚至理智。你需要经常提醒自己你所了解到的有关反社会人格者的客观信息。

原则2：要知道自己站在善良的一边，设想自己肩负着使命

审视自己对于邪恶本质的看法，然后以更客观、不迷信的方式重新定义邪恶。邪恶源于缺乏与他人形成正常情感联结的能力。与之相对的是，善良因这种联结能力而存在。世界上所有主要宗教信仰、许多其他古老的智慧，以及现代进化思想的启示都表明了这一点。简而言之，善良源于爱的力量。如果你

拥有这种能力，如果你在情感上是健全的，那么你与无情者的冲突就是一种更重要的斗争的一部分，这种斗争与人类自身一样古老。

善良、有爱心的人一直都在与一种具有极大破坏性的生理、心理和灵性缺陷做斗争，也就是与人类应有的依恋的缺失做斗争。在你个人的战斗中，你的使命比你想象的更古老、更宏大、更重要。在你努力应对困难时，请将这种使命的概念牢记于心。即使屈服于绝望会给人带来安宁的美好假象，但记住自己的斗争是全世界善良者的伟大使命的一部分，可以在个人斗争中给你力量。

原则 3：改变游戏目标／规则

如果游戏的一方能单方面地、悄悄地改变游戏目标，那么任何游戏都有获胜的可能，或者至少能取得平局，即使屡战屡败也能反败为胜。例如，在普通的国际跳棋中，通常的目标是吃掉对手在棋盘上的所有棋子。但是，如果一个玩家暗中改变了目标，那会怎样？假设有一个聪明的新棋手，他的个人目标是吃掉对手偶数个棋子。有了这个没有宣布的新目标，他可能会在对手把他的棋子吃光之前取得成功，无论对手认为自己在这场游戏中有多熟练，因为这个棋手要做的，只是跳过对手的两枚棋子。

反社会人格者的目标永远是胜利，而他总是将胜利定义为操纵和控制他人。由于完全缺乏良知，他非常善于实现这一目标，远比你强得多，所以你必须悄悄地改变游戏规则。例如，如果你正在与一个反社会人格者争夺孩子的监护权，而他想利用孩子来控制你，那么你不要试图"赢"。相反，要试着尽量保证孩子的安全。当然，追求保护孩子安全的目标，涉及试着获取或保住对他们的监护权，但这个新目标意味着你只会将部分精力放在胜诉上。

改变看问题的视角，能让你把更多的努力放在你能够控制的补救措施上，无论这些措施有多么微不足道：如果孩子足够大，你可以与他们讨论解决问题的技巧，帮助他们在没有你的时候应对问题，当你不在身边时向他人求助；你也要改变自己的行为，让反社会人格者觉得"和你玩"不那么有趣（这是关键）。如果你不容易受到惊吓，不再愿意把所有的时间和金钱都用于和他在法庭上一决高下，那么他就已经失去了对你的控制，并且会更快地厌倦这场比赛。同样，如果你在与反社会人格的雇主或同事做斗争，不要试图通过占据上风或实施报复来取胜。相反，你要尽量减少反社会人格者每天对你的影响。

在很多情况下，改变游戏规则能为你，为你关心的人，为你自己的精神状态带来很大的改变。请记住，你一开始就不想玩这个支配与被支配的游戏，而且总的来说，为赢而赢从来都不是你生活中最有意义的方面。相比之下，你的反社会对手则完全受困于他的信念，即通过支配他人来获胜是最重要的事情。他无法改变自己的目标。如果你能改变自己的目标，你就拥有了巨大的优势。

原则 4：明确地专注于你自己的目标

请专注于你根据上一条原则为自己设定的目标。列出对你来说比获胜更重要的目标（如保护孩子的安全、保护自己的安全、消除工作中的反社会人格者带来的压力、让生活重归平静，等等）。把这个清单写下来，因为你需要不时地看一看，来提醒自己要做的是什么。专注于清单上的目标，有助于保护你和身边的人，并为你带来远比仅仅打败反社会人格者更重要、更有意义的胜利。

原则 5：不要给反社会人格者他想要的东西

反社会人格者想要操纵和控制你，也就是对你造成严重的影响，所以每次让他看到你的愤怒、困惑或受伤，都是在奖励他、鼓励他。在他面前，请努力表现得不受他的言行影响。请练习面无表情和非常冷静的说话艺术。你在运用这个策略时还有一个巨大的优势，因为反社会人格者的大脑自动加工情绪线索的能力，远比正常人的大脑差。

反社会人格者想看到明显的、剧烈的反应。不要满足他。

原则 6：与他人交流

当好人聚在一起，开始自在地分享他们的想法与经历时，他们所熟知的某个反社会人格者的奇怪行为最终会成为交流的话题。你可能会惊讶地发现，你并不是唯一被盯上的人。并不是每个人都能理解或接受"反社会人格者"这个词，但大多数人都能轻易地接受"控制狂""滑头""骗子"这样的表述。不要坚持使用你的说法或本书中的术语。更多地谈论具体行为，而不是诊断标签。字眼并不重要，重要的是盟友。人多力量大，你的盟友越多越好。

原则 7：要明白这项任务只是你当下生活的一部分

意识到自己被一个没有良知的人盯上，往往会带来恐慌感，然后你会感觉到一种迫切的需求，想要揭露反社会人格者的欺骗行为，立即终止他的阴谋诡计。尽管这种反应是可以理解的，但这会使与反社会人格者的斗争变成一件时刻都需要关注的事情，让你忽略生活中其他更有意义的人和事，让你沉迷于自己的执念。请让自己脱离这样的执念。你可能会觉得自己陷入了看不清事实的境地，但实际上你没有。这只是一个反社会人格者，一个冷血、内心空洞的人盯上你所导致的结果。

尽管这是一种常见的困境，但你可能会长期处于其中。你需要调整好自己的节奏。你的生活，你生活中理性、积极的部分必须继续下去。不要让自己全身心地投入反社会人格者设计的游戏中。

我收到的有些来信说，他们失去了工作、朋友，有的人甚至失去了配偶——这些不是反社会人格者的阴谋直接导致的，而是因为被盯上的那个人在斗争中完全迷失了自我，忽视了所有其他的人和事。不要让这种事发生在你身上。除了反社会人格者最近令人费解的行为之外，还要督促自己去思考和谈论其他事情。不要疏远你的朋友和家人。这样只会把最终的"胜利"拱手让给反社会人格者。

要有耐心。把你的目标分解为可以完成的任务，然后和自己约定，每天（甚至每周）只做一个这样的任务。可以完成的任务可能包括：

❖ 联系上司，平静地告诉她，我错过了昨天的会议，因为约翰告诉我会议取消了。
❖ 在电脑里创建一个日志文件，记录前任把孩子带到他家时所做的可怕行为。
❖ 列出一个可以帮助你处理不实指控的律师名单。

原则 8：不要有灾难化思维

即使在争夺监护权这种丑陋的情况下，也要现实地看待在未来一天、一个月、一年里可能会发生，也可能不会发生的损失。即便是在斗争结束之前（如"改变游戏目标 / 规则"原则中所说），如果你能保持务实和一定程度的冷静，就有可能大大减少自己的损失。如果你一直在考虑最坏的情况，焦虑和恐惧就会让你寸步难行。

这条原则有一个重要的推论：不要指望其他人会有像你一样的积极性，去尽快解决或处理这个问题。其他人可能不会与你有相同的紧迫感或愤怒，如果你试图把这种感觉强加于他们，就有可能彻底失去他们的支持。如果你不在别人面前表现出恐慌和恐惧，他们就更有可能帮助你。

原则 9：关爱自己的健康

如果被掠食者盯上，即便只是"人形掠食者"，都会让动物和人类产生"战斗或逃跑"反应（"人形掠食者"更能引起我们的反应）。这种反应在本质上是具有适应性的、短暂的——动物要么会逃跑，要么会奋起反抗掠食者，这两种行为都需要身体所有系统保持警惕，以确保生存。但是，如果掠食过程持续了很长一段时间，就像和反社会人格者的斗争一样，"战斗或逃跑"反应中的生理过程就会一直持续下去：血压、心率保持在很高的水平；储存的脂肪和糖分不断地发生转换，并输送到血液中去（为战斗或逃跑提供额外的能量）；全身肌肉紧绷；消化减缓，胃酸增加；缓慢而放松的膈式呼吸转变为快而浅的胸式呼吸；而且，从下丘脑开始，会产生一连串持续的激素反应，刺激肾上腺皮质释放大量应激激素（多到不健康的程度），如皮质醇。在一段时间内，身体会试图适应，但如果身体持续应激，最终会导致疲惫、免疫系统衰竭和疾病。换言之，从长远来看，被反社会人格者盯上会使你生病。

应对这种恶性循环（有时也被称为慢性应激综合征）的最好方法，就是一开始不要身陷其中。如果你已经被反社会人格者盯上了，可以考虑参加压力管理项目，以此作为你应对计划的核心部分。你可以学习肌肉深度放松，或者练习冥想或瑜伽。

把更多的精力放在锻炼或运动上。也可以考虑寻求支持性心理治疗。不要让那些严重破坏你生活的人剥夺你的身心健康。

常有人请我给他们介绍专门治疗反社会人格受害者的治疗师。不幸的是，目前没有这样的专业。你可以找一位专门治疗心理创伤的治疗师。这些专家有时会自称是专攻虐待／创伤后应激障碍（PTSD）的治疗师。当你在与反社会人格者打交道的时候，特别是在与反社会人格者打过交道之后，经验丰富的治疗师能为你提供支持，带你走向疗愈。与反社会人格者的斗争通常可以算是心理创伤，你应该找一个治疗这种问题的治疗师。如果创伤治疗师对于反社会人格有着深入的了解，这就属于锦上添花，但这种专业知识并不常见，对于他为你提供重要的帮助来说，也不是必需的。

原则 10：保护自己免受暴力侵害

反社会人格者通常会在自己家的私密空间里虐待家庭成员，以满足他对于肢体攻击的欲望，因为在家几乎没有被人发现的风险。在其他场合下，可能会有证人，或者有明显的理由怀疑他，外部控制因素（警察或入狱的威胁）通常能够弥补他所缺乏的内在控制力（良知与内疚）。然而，也有例外情况。如果你对于某人的暴力倾向有任何担忧，请非常认真地对待你的恐惧感。

不要掩饰你的预感。无论你是为自己还是为他人担心，无论担心的是家里的问题还是公共问题，请一定要让合适的朋友和家人知道你的担心，以及你所掌握的任何信息。威胁评估专家加文·德·贝克尔（Gavin de Becker）在《恐惧给你的礼物》（*The Gift of Fear: And Other Survival Signals That Protect Us from Violence*）一书中提到了针对女性的暴力行为数据，他分享了一个有关这一数据的可怕的事实："在我们下次吃早餐之前，又会有12名女性被杀……几乎在每个案例中，在最后的暴力事件发生之前，都会有好几个人为每一次暴力事件保密。"[6]

如果你受到公然的威胁，请报警。不要只是打电话或写信（这样可能不会得到你需要的优先处理），而是要前往当地警察局，面对面地告诉他们威胁的具体情况。你不需要有证据。警方可能会监视威胁者。这样一来，如果你在紧急情况下给警方打电话，他们之间已经得到了你的报警信息，并了解你的情况。

请让你的家成为一个安全的避风港。检查所有门窗是否牢固，锁是否正常，并随时上锁。最重要的是，如果反社会人格者来找你，不要开门。我们抑制自己做出粗鲁行为的内在力量强大得令人惊讶，所以很难粗鲁。不过，请务必粗鲁一些！让那个人离开，并给他一个离开的机会。如果在你一次警告之后，他没有离开，就请报警。（在危机发生之前，你可能需要在脑海中演练一下这些行为，因为叫警察来处理"访客"，是我们大多数人都不习惯做的事情。）在这种情况下，反社会人格者可能会试图用"苦情戏"来动摇你的意志，比如："求你了，我很难过。我只想谈谈。"或者："天哪，请不要报警！我太丢脸了。"

不要被反社会人格者的虚情假意所欺骗。不要开门。一定要
报警。

你对他人的关心也很重要。一定要向有关部门报告虐待儿
童和老人的情况。无论虐待发生在你自己家里，还是你有理由
认为虐待发生在别人家里，你都要这样做。你能为人类大家庭
做的最重要的事情莫过于此。

每当你做出下面任何一件事时，反社会人格者就赢了。

* ❖ 不能了解他的真实本性。
* ❖ 按照他的游戏规则行事。
* ❖ 忘记自己的真正目标。
* ❖ 让他看到你的愤怒、困惑、伤痛。
* ❖ 远离他人，尝试独自行动。
* ❖ 把你所有的时间和精力都用来处理他、想着他。
* ❖ 失去生活的平衡，给自己设置不可能完成的艰巨任务。
* ❖ 失去耐心（耐心正是你在培养的美德）。
* ❖ 让自己陷入恐慌或出现灾难化思维（想象比实际情况更糟糕的结果）。
* ❖ 让自己处于严重应激状态，影响了自己的身心健康，或者让自己生病。
* ❖ 对于自己要做的事情（你的"任务"），你已经忘记了它的意义、发展过程、与他人的共同经历，失去了指引你的方向。

从另一角度来看，每当你做到下面任何一件事时，你就赢了。

❖ 想起你已经了解到的、关于反社会人格者的客观信息。

❖ 仔细思考这样一个事实，即你与这个无情者的斗争，属于人际联结与情感空洞之间更广大、更古老的斗争。

❖ 改变反社会人格者的游戏（重新定义什么才是"胜利"）。

❖ 专注于你自己的目标，而不是他的目标。

❖ 不让反社会人格者看到你的情绪。

❖ 增强与那些有良知、能共情的人的联系。

❖ 将你的任务划分为可行的步骤。

❖ 按照自己的节奏做事。

❖ 保持理性务实。

❖ 通过练习减压技术来照顾自己的健康。

记住，在这场反社会人格者对你发起的争斗之中，他有两大相互关联的劣势。

1. 他完全不能把"胜利"想象成操纵和控制以外的事情，对于那些不能以这种方式取胜的事情，他很快就会失去兴趣。你的适应能力更强，因为你可以决定对你来说什么是胜利。

2. 他无法自发地理解他人的情绪，连最基本的共情能力都没有。他只能用理性来推测他人的情绪，就像正常人计算数学题的答案一样。因此，只要你稍稍控制一下自己，就能向他隐瞒他带给你的感觉，进而让他最害怕的克星，也就是无聊，更快到来。反社会人格者总是向心理治疗师、家人和其他人说，他们经常感到无聊，几乎每时每刻都在渴望更多的刺激。（有些人会用"上瘾"这个词，比如对刺激上瘾、对冒险上瘾、对让人做出反应上瘾。）无聊是反社会人格者的宿敌，也是你在对付他们时最好的朋友。

在下一章中，我会介绍另一个人们经常给我写信谈到的话题：如何区分自恋者和反社会人格者。

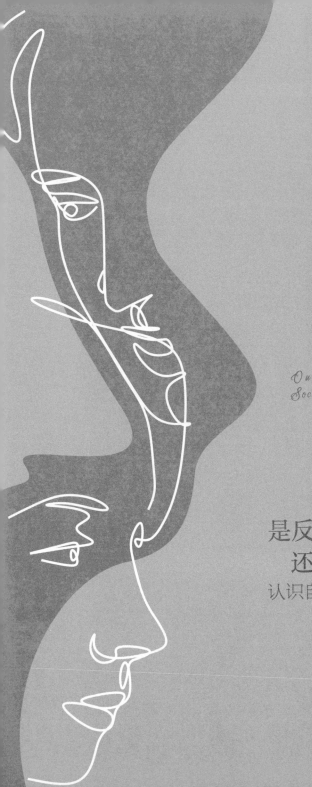

第 7 章

是反社会人格者
还是自恋者
认识自恋型人格障碍

当然，你必须明白，无论这种规则对小男孩、仆人、女人，甚至一般人有多好，都不可能适用于渊博的学者、伟大的思想家和智者。

——C. S. 刘易斯（C. S. Lewis），《纳尼亚传奇：魔法师的外甥》（*The Magician's Nephew*）

为什么敏锐理解他人情绪的能力，算得上是一种良好的心理特质？面对不断变化的情绪、非理性的兴奋、其他人令人愧疚的低落情绪时，如果能不受影响，不是很好吗？如果不需要处理朋友的复杂情绪、伴侣的情绪起伏，或孩子不可预测的心理"阶段"，那我们能省下多少精力？反正，在通常情况下，我们似乎也根本无法对别人的情绪有什么帮助。

当然，没有良知、没有爱的能力并不是什么好事，因为那样你就会变成冷血的反社会人格者。但是，如果我们拥有良知、感受内疚的能力，以及爱与建立联结的能力，而仅仅失去了持续感知他人感受的能力，又会怎样？为了去爱和关心他人，我们到底需要多了解他人的情感世界？

没有了这种"累赘"的共情能力，我们的生活会有什么不同？对情绪毫无觉察会是什么样子？你很快就会发现，事情并不像你想象的那么轻松愉快。

为了让你理解完全没有情绪感知是什么样子（这样的情况

的确存在），我请你想象一下，你现在进入了另一个人的头脑中，尽管他不是反社会人格者，但他的头脑仍然与你截然不同。想象一下，你完全无法感知他人的情绪、愿望和动机，你一直以来都觉察不到这些东西。事实上，你很少意识到别人是有感受的。鉴于你的这种状况，面部表情、肢体语言和语调对你来说充其量只能算是外语。对于这些人际信号，这些大多数人都极度敏感的信号，你几乎总是毫无觉察。那些显而易见的情绪信号，如别人的眼泪，则会让你感到紧张，有时还会让你生气。这些情绪让你完全摸不着头脑。

普通人对彼此做出推测时，大多都会依据他人的情绪反应，但你根本无法理解这些反应，所以你不能对任何人做出完全符合实际的评估。你遗漏了很大一部分信息——情绪信息。由于缺乏这种基于现实的感知能力，你只能按照你对他人的想法来理解他人。也就是说，其他人在某种程度上成了你头脑中虚构的形象，而这是一种严重的缺陷。如果你认为一个人很有才华，是某一领域的权威，那他就是。如果你认为一个人是女神，是你命中注定的伴侣，那么在你封闭的情感世界里，她就是这样一个人，无论她的真实本性如何，她对此的感受如何。你完全被自己关于他人的想法和愿望迷惑了，对他人任何真实的情绪反应都毫无觉察，而这些情绪反应可能会挑战你先前得出的结论。

你唯一能感知到的真实感受是你自己的感受。像大多数人一样，你有渴望、恐惧，会有强烈的恨意、爱意，也会感到极度的内疚。你了解愤怒、嫉妒、强烈的欲望，但你只了解自己的。当其他人表现出这些情绪的时候，你会视而不见，就像在漆黑的房间里看这本书一样；当别人试图反复解释他们的感受时，你会置若罔闻。最糟糕的是，你对自己的局限一无所知，没有意识到自己在感知人类同胞、与同胞相处的方式上有什么缺失。

在你的生活中，最讽刺的一点是，你比心理健康的人更强烈地渴望接近他人，尤其渴望获得他人的认可和欣赏。独自一人时，你会极度抑郁，有时只是独处了几个小时，就会心情低落。如果你已经有伴侣了，就会希望你们一直在一起，直到死亡将你们分开。如果你有孩子，你会希望他们敬佩你。你希望你的同事会说你是一个出色的人，他们喜欢和你待在一起，而你也认为自己是一个追求长久友谊的人。但你不知道的是，你在心理上并没有为建立成功的人际关系做好准备。就算你有一段长期的关系，那也只是因为其他人在忍耐你，或者他们缺乏自尊，或者他们已经不想再计较你的无知无觉了，又或者，如果你位高权重，那他们只是对你的权力感兴趣。

你在生活中失去了许多段人际关系，这对你来说是一个令人恼火的谜题。不管你怎么努力，都找不到合适的理由来解释，为什么多年来有那么多人离开你。为什么你明明没有对别人做什么，他们就会对你大吼，常常说你是个坏人？你为自己的忠诚和通情达理感到自豪，那么你又怎么会跟那些脾气古怪、喜欢指责的人走到一起呢？那些破坏你们关系的人，却说你是个有破坏性的人，这让你无法理解。有一次，你的前任甚至对你大喊大叫，说你总是会毁掉别人的生活。如果你能弄清楚别人为什么会那样对你，为什么会说这么疯狂的话，那你肯定就能解决这个问题。但当你问他们怎么了时，他们就会给出莫名其妙、不合逻辑的答案。到目前为止，你能找到的唯一解释就是运气不好。也许你只是遇到了错的人。或者人们就是无法欣赏你有多特别。

这就是自恋者的内心世界，他会这样解释自己人际关系的失败，以及他对他人（尤其是那些对他最有价值的人）造成的诸多伤害。由于无法获取一类极为重要的信息——他人的情绪，自恋者总是陷在一种循环之中：他一遍又一遍地制造相同的人际灾难，几乎总是会失去最亲密的关系，并且注定永远也看不出原因何在。从外表上看，他完全以自我为中心，在他的内心，他对同胞一无所知，他一生中的大部分时间，都在困惑、痛苦、常常发怒的内心世界中度过。

自恋型人格障碍没有反社会人格的道德缺失，重要的是要意识到这两种问题之间的异同。对于亲密朋友、商业伙伴或生活伴侣来说，自恋者造成的伤害同样可怕，这些人可能会不顾一切地想让这个自恋者离开他们的生活。自恋者可以爱他们的孩子，但可悲的是，他也很可能会给孩子造成终身的情感创伤。极端自恋者的某些行为和破坏性，实际上与反社会人格者完全相同。

我收到过很多这样的来信。

没人喜欢我的上司。我以前认为他是个自恋者，但我现在不敢肯定了。每当有人与他意见相左，他就会从那一刻起开始讨厌此人，一有机会就诋毁对方。他甚至害得其中有些人被解雇了。他还会谈论很多他生活中的私事。我数不清有多少次被困在他的办公室里，听他絮絮叨叨地说个没完。他似乎无法察觉别人对此不感兴趣。似乎你工作做得越好，他就越有可能盯上你。

他对自己的迷恋已经够糟糕了，而他还缺乏共情能力，因此他非常残酷。当有同事因为化疗而不得不请假时，他竟然嗤之以鼻，好像这只是一种逃避工作的方式。当这个同事回来时，她严重脱发了，他却开玩笑说，办公室里的人应该去凑钱给她买一顶假发。我已经彻底放弃跟这个人保持联系了，除非是工作上的必要。

这个主管的诋毁、对那些被解雇的人的冷漠，以及对癌症患者的无情，都会让人联想到反社会人格。但是他还习惯于向那些勉强迁就他的人事无巨细地讲述自己的生活，这表明他可能是个自恋者。那么，到底哪个标签是准确的呢？甚至，是否两个都是准确的？

反社会人格与自恋之间的根本区别很重要，但对现实世界来说，这种区别却出奇地不重要：反社会人格者缺乏良知和共情能力，而自恋者"仅"缺乏共情能力。换言之，反社会人格者既不能与他人建立联结，也不能直接感受他人的情绪，而自恋者虽不能感知他人的情绪，却可以用他的方式建立人际关系。由于自恋者有能力建立联结，所以他能体验到良知。但是，由于他对其他人的感受和需求一无所知，他按照良心行事的能力存在严重的缺陷。

我们需要对自己有一些正常的尊重（"健康的自恋"），才能过上正常、充满活力的成年生活，但是如果这种自尊过度膨胀，压倒了其他的感受，我们就会有自恋问题。当自恋发展到损害人际关系、伤害他人的程度时，有些专业人士就会称之为病态、有害或恶性自恋。如果有一个人只是被称为自恋，通常的意思是，他的人际关系和他生活中的人都受到了伤害，给他加上"病态"这个词也是合适的。

是自恋，还是反社会人格

美国精神医学学会的 *DSM-IV* 将自恋型人格障碍定义为一种"（幻想或行为方面的）夸大、需要赞美、缺乏共情的普遍模式，始于成年早期，在多种情况下均有可能出现"，并且说明，如果一个人表现出以下9种症状中的5种或以上，就可以被诊断为自恋型人格障碍。

1. 有一种自负的夸大感（例如，夸大成就与才能，希望在没有相应成就的情况下被认为高人一等）。
2. 没有节制地沉迷于成功、权力、辉煌、美丽或理想的爱。

3. 认为自己是"特殊"和独特的，只能被其他特殊或地位高的人（或机构）理解，只应当与这样的人（或机构）来往。

4. 需要过度的赞赏。

5. 有一种权利感，即不合理地期待得到偏爱的待遇，或者希望事情自动地符合自己的期望。

6. 在人际关系中剥削他人，即利用他人来达到自己的目的。

7. 缺乏共情能力，即不愿意承认或认同他人的感受和需求。[1]

8. 经常嫉妒别人，或者认为别人在嫉妒他 / 她。

9. 表现出傲慢、自大的行为或态度。

随着 2013 年 *DSM-5* 的出版，诊断自恋型人格障碍的方法发生了变化。根据这种新的思路，据说自恋型人格障碍涉及以下"人际功能障碍"。

❖ **共情**。"承认或认同他人感受和需求的能力受损；对他人的反应过于敏感，但只有在认为这种反应与自己有关时才会如此；高估或低估自己对他人的影响。"

❖ **亲密**。"其关系在很大程度上是肤浅的，关系存在的目的是调节自尊；此人对他人的感受缺乏真正的兴趣，主要目的是获得个人利益，因此关系的相互性受到了限制。"

此外，据 *DSM-5* 所说，自恋型人格障碍具有下列"病态人格特质"。

❖ **夸大**。"明显或隐蔽的权利感；以自我为中心；坚信自己比别人强；居高临下地对待他人。"

❖ **寻求关注**。"过度试图吸引他人注意，成为注意的焦点；希望获得他人的赞赏"。

反社会人格者的异常冷漠，在很大程度上源于大脑加工情绪与人际信息能力上的先天缺陷。自恋者缺乏共情能力，则被认为主要是由于幼年时与主要照料者之间缺乏情感联结——这个照料者可能会虐待孩子，也可能是自恋者。在这种情况下，与共情和同情有关的大脑边缘区域的正常发育，就被不健康的照料者破坏了，因为照料者不能将孩子正在体验的情绪反映出来（比如说"你看起来很生气"）。人们认为，导致病态自恋的情绪功能失调是在大约两岁前出现的，而与之不同的是，反社会人格的情绪加工缺陷在一定程度上是遗传的。这意味着自恋者与反社会人格者共情能力缺失的差异，类似于童年早期手臂严重受伤与出生时没有手臂之间的差异。

反社会人格者的共情缺失是很彻底的。反社会人格者甚至连情绪感染（反射性地"染上"其他人的强烈情绪）的原始反应也没有，这种反应是其他人、其他社会性动物都能表现出来的。听到其他婴儿的哭声，即便是婴儿也会哭起来。相比之下，自恋者有时确实会有情绪感染，不过不像我们其他人那样容易受其影响；自我中心往往使他连这种最基本的共情能力都没有。然而，有趣的是，包括我在内的一些临床工作者观察到，自恋者比我们大多数人更善于在他人身上引起情绪感染。他们的夸大情绪、他们对自身的信念就像盖紧盖子的茶壶里的沸水（决不接收外界的任何信息），可能会变得十分强烈、无处不在，以至于这些情绪和信念会溢出来，影响他人。

在《破坏性的自恋模式》（*The Destructive Narcissistic Pattern*）一书中，[2] 临床工作者妮娜·布朗（Nina Brown）指出，有些人比其他人更容易受到自恋者的情绪感染影响："这些易受影响的人倾向于关注而非忽视他人的情绪；认为自己与他人相互联系，而不是完全独立的；擅长解读非言语的情绪行为或交流方式（如声音和手势）；在与他人交谈时，倾向于假定他人肢体语言的含义；他们很了解自己的情绪，情绪反应也比较强烈。"换句话说，极具共情能力的人最有可能被自恋者的情绪"感染"，或者被他们的情绪压垮。

如果你是一个特别有共情能力的人，尤其是，如果你觉得自己的生活被一个或多个自恋者拖累了，那就要注意了。长期接触极端自恋者，会让有共情能力的人被自恋者的幻想（对于成功、权力、辉煌、美丽或理想之爱的无节制的夸大幻想）"感染"，并且会把明智的人拖入他们通常会避开的商业、政治、法律和关系的灾难之中。这种具有感染力的情绪常常会为自恋的领导者、理论家和自私自利的"伟大思想家和圣哲"带来狂热的追随者和信徒。事实上，从群体的层面上看，反社会的领导者和极端自恋的领导者之间有一个严格意义上的差异，那就是反社会人格者会通过谎言、操纵和威胁来影响他人，自恋者则会通过谎言、操纵和情绪感染来影响他人。

当人们问我有关反社会人格、自恋和政客的问题时，我回答说，我不诊断任何我没做过面对面评估的人。但我要说的是，如果一个患者表现出了夸大、完全缺乏共情、对关注和赞美的过度需求，我就会仔细考虑他是不是有自恋的问题。

恶性自恋者的主要行为动机是需要有人赞赏他，需要从外界获得认可和赞美，只从周围的人那里得到积极关注与表扬。为了保持内在世界的完整，他需要别人认同他的这种信念：他天生高人一等，因此应该得到特别优待，无论他做出什么行为。他的内心驱使着他不断地寻求他人的赞赏和顺从，并根据他人赞赏和顺从他的能力和意愿来评价他人。在做这件事的时候，自恋者不像反社会人格者一样有那么清晰的意识，但他的意识仍比大多人清晰。反社会人格者需要的是权力，而自恋者需要的是赞美。

1938 年，精神分析师奥托·费尼切尔（Otto Fenichel）指出，自恋者"需要从周边环境中获得'自恋供给'，就像婴儿需要从外界获取食物供给一样"。[3]当另一个人（或整个世界）对他提出批评，或表现出现实的担忧时，他就会体验到精神分析师所说的"自恋受损"，也就是对他脆弱但极为重要的内在世界的心理威胁。通常情况下，对于这样的冒犯（即使这种冒犯看似轻微），自恋者会报以原始的愤怒，这是一种似乎难以理解的暴怒，起初会让他人感到害怕。

与临床角度不同，在现实世界中，自恋和反社会人格的主要区别，在于热行为与冷行为之间的区别。反社会人格者会使用冷血、冷漠、精于算计的行为来利用他人，包括（在大多数情况下）刻意施展魅力。自恋者也会利用他人，不过是通过情绪化的行为。这种行为源于对自身优越感的坚定信念，以及对自己应该获得无限成功、权力、辉煌、美貌或理想爱情的确信。如果他人的批评或不顺从让自恋者感到沮丧，他就会变得暴躁、愤怒、心怀怨恨。反社会人格者只会回顾自己的思路，调整自己的计划，并展现更多的魅力，或发出更多的威胁。自恋者可能是一个充满激情的、煽动性强的、极具破坏性的思想家。反社会人格者根本没有思想体系，他的破坏性行为只是冷冰冰的逻辑，其目的只是赢得支配的"游戏"。他很少会因为失去自我控制和捍卫自己情绪的"空中楼阁"而赌上输掉游戏的可能性。

如果你的生活被一个反社会人格者破坏了，那么这个人就是在蓄意而冷酷地针对你，因为这个人做任何事都不会有任何正常的内疚或羞耻情绪；如果你的生活被一个自恋者破坏了，那么伤害你的就是一个更"热"的人，他会不可避免地把你们的关系变成自恋的源泉，而自恋对他来说总是供不应求。这个人会努力保持他虚假内在世界的完整，他可以做任何事情，几乎不会理解他所造成的痛苦和伤害。

反社会人格者和自恋者都会利用他人，这里描述的差异似乎也很难辨认。当然，无论是哪种人，他们造成的损害可能都很大。然而，从个人角度仔细来看，正常人对这两种人格类型的反应确实存在差异。与反社会人格者和自恋者相处时，这段关系在开始时通常会有一段蜜月期，此时这个有问题的人看起来"好得不像真的"（如果有人看起来如此，他们往往的确如此）。在与反社会人格者的关系中，受害者通常会开始觉得事情有些不对劲，却说不清哪里不对；事情往往有些不合理。受害者可能会开始提出问题，反社会人格者对此可能会施加更多的诱惑性魅力或威胁，或者两种手段兼施。受害者会自我感觉糟糕、困惑、焦虑。与自恋者的蜜月期过后，受害者会开始觉得这段关系里只有付出，没有获得（他们的感觉很对）。受害者通常会发起无数次谈话，试图向自恋者解释，他没有满足受害者的情感需求。这些谈话都是白费口舌。受害者会自我感觉糟糕、困惑、愤怒。

通常情况下，与反社会人格者的关系会以发现一些欺骗行为告终，这些欺骗行为严重到不容忽视或无法换个角度来解读。正如许多患者告诉我的那样，在这个时候，受害者可能会看着反社会人格者的眼睛，并震惊地意识到，他的眼神里有"掠夺"或"可怕"的意味——这是一双陌生的眼睛，让人更容易离开他。与自恋者的关系可能更棘手。受害者可能会一直待在这段关系里，有时会待上数年、数十年，一直在试图说服自恋者放弃他的自恋行为，一直在又哭又喊，试图解释自恋者"必须"做什么来弥补他造成的伤害。受害者通常会减少对自恋者的尊重，逐渐看清自恋者是可笑、软弱的，是一个长不大的"孩子"。

最后，自恋者的受害者往往会感到自己好像被玷污了，会产生一种普遍性的厌恶（有位自恋者的受害者告诉我，她可能需要买一些"工业级的清洗液"）；而反社会人格者的受害者通常会感受到直接的伤害威胁——肢体或其他方面的伤害。

我收到过一些信，问我反社会人格者是否还有"一丝良知"。其中一些信似乎在恳求我说这些人还有良知，希望我给他们一丝希望。可悲的是，依据其定义，反社会人格者不会有良知。这些信件列出了一些事例，似乎说明了反社会人格者的某些行为似乎真的受到了良知的驱使。我怀疑一些来信者接触的并不是反社会人格者，而是自恋者，那些人的确有"一丝良知"。不幸的是，尽管这段关系在纸面上看来还有希望，但这种希望只会让你与自恋者的关系变得更棘手。

回想起与反社会人格者相处的时光，人们经常使用诸如"不寒而栗""掠夺成性"或"犯罪"这样的词。但回想起自恋者时，人们倾向于用"令人疯狂""失败者"和"笨蛋"这样的词。（有趣的是，无论是对于反社会人格者还是病态自恋者，人们都会使用"毁灭性"或甚至"怪物"这样的词。）反社会人格者迟早会让人感到焦虑和恐惧。相比之下，在一段关系的早期，自恋者似乎不知道自己做了什么错事，这实在是令人恼火。受害者说，他们会对着自恋者尖叫，或者想抓住他的肩膀用力摇晃，让他清醒一点。即便是训练有素的临床工作者也容易对自恋者发火，必须在诊疗室里保持警惕。[4]

严格来讲，所有反社会人格者都自恋。DSM-5 中的反社会人格障碍将"缺乏对他人感受、需求或痛苦的关注"和"无法建立具有相互性的亲密关系"归结为其人际功能上的障碍。仔细观察，我们可以发现，在第 1 章中总结的反社会人格障碍的七种病态人格特质（操纵欲、欺骗性、冷酷、敌意、不负责任、冲动性、冒险）中，其实只有三种（敌意、冲动性和冒险）不能轻易地用反社会人格者的自恋来解释。这意味着，当我们试图通过这种临床方法区分反社会人格者与自恋者时，首先需要寻找敌意（"卑鄙、下作或报复性行为"）、冲动性（"对即时的刺激立即做出反应"）和冒险（"不顾后果地从事危险、有风险、有可能伤害自己的活动"），将其作为表明反社会人格的额外特征。

自恋者对于孩子、朋友和爱人的情感需求毫无反应，常会给人留下长期的创伤。相反，反社会人格者（也会留下长期的创伤）会研究人的情绪，就像你我研究数学或外语一样；他很清楚应该如何回应。在人际交往时，这种技能会让反社会人格者比自恋者更难同正常人区分开来，因为正常人和反社会人格者似乎都会对家人或朋友的痛苦做出同情的反应。换言之，在许多情况下，自恋者是不明就里、没有回应的，也许还会生气，而反社会人格者有回应，往往还很迷人，会伪装成比自恋者更好的样子。在通常情况下，如果反社会人格者不做出回应，那就是他在试图用沉默来对某人实施"煤气灯"式操纵，或者他和这个人的游戏已经"结束"了。

想象有一对恋人冬天走在一条结了冰的倾斜街道上。他看着她，确保她不会摔倒，但在这个过程中，他自己摔了一跤，摔断了胳膊。他眼里满是痛苦的泪水，他让她带他去医院。她是个自恋者。她胳膊没断，所以在她的世界里就没有痛苦，只有不便。

她说："在我看来没那么糟。我们继续走吧。你可能很快就会感觉好起来。"

争吵了十分钟后，她才终于叫了一辆出租车，带他去了急诊室，一路上都在抱怨。

现在想象另一对恋人走在同样一条结冰道路上。他摔断了胳膊，要求被送往医院。但这个人的同伴，不但是个自恋者，还是个反社会人格者。

她说："天哪，你这个可怜的家伙！我得马上送你去急诊室！"

她似乎充满了同情，叫了一辆出租车，温柔地扶他上了车。到达医院后，她帮他完成了登记手续，并一直关心着他，直到他最后被叫去做 X 光。医生在检查室给了他一片止疼药，接好了他的胳膊，他开始感觉好了一些，但当他回到候诊室与她会合时，她已经走了。他设法自己回了家，四天都没有再见到她。当她终于出现时，充满了关心和歉意。她说她在候诊室里接到了妹妹的电话，她妹妹病得很重。她赶到另一个城市去陪她，她心烦意乱，忘记了给他打电话。

事实上，她这四天是和另一个男人一起度过的，那个男人没有因为手臂骨折而失去行动能力。她以为这个新情人可能很有钱，但后来发现他没有。

请思考另外一种情况。

有一对情侣一起住在女方的家里。他失业了，因为他和老板关系不好，被解雇了，而她供养着他们两人。他给她做了一顿浪漫的晚餐，并向她求婚。他对她说，她是世界上唯一理解他的女人。但她接着谈起她刚买了一套上班穿的新西装。他勃然大怒，因为她没有事先问他。他非常生气，她又害怕又羞愧，并保证，他们结婚后，在任何大笔开支之前，她都会征得他的同意。

他的行为表明他很有可能是个自恋者。

现在再想象另外一对夫妇，他们也一起住在女方家。这个男人已经失业多年，因为他"太敏感、太有创造力了，不适合做一份正常的工作"。她供养着他们两人。他给她做了一顿浪漫的晚餐，并向她求婚。他对她说，她是他见过最漂亮的女人。她提到她刚花钱买了一套新西装。他非常支持她买衣服，并宣布"他们"应该赶快找一家不错的餐厅奢侈一把，这样她就可以穿新衣服了。

等到他们结婚两年之后，她才发现他是一个反社会人格者。

更多的异同

认识到反社会人格与自恋之间的异同，可以让你更全面地认识这两种障碍。

撒谎和欺骗是反社会人格与破坏性自恋的核心。反社会人格者撒谎是为了混淆视听，操纵他人屈从于他的意志，并以此取乐。自恋者撒谎是为了维护他的虚假世界，并操纵他人成为他的自恋来源（不断的赞赏与服从）。一般来说，这两种人有时都会被称为"病态的骗子"。在这两种障碍中，欺骗都是他们利用他人的主要工具。反社会人格者是个欺骗大师，自恋者则隐藏在一个虚假的人格面具之下。这两种情况都需要不断撒谎。

反社会人格者和自恋者的竞争性都是很强的。反社会人格者渴望控制与权力，他一心一意地为了获胜而获胜。自恋者为了证明自己的优越感，不得不更胜人一筹；他对别人的优点和成就有着病态的嫉妒。

两种人都可能会有夸大的表现、异常的自信，以及高涨的自负。

他们都不会感到羞耻，甚至不会感到尴尬。就反社会人格者而言，是因为无论做什么，他都不会在意识和无意识层面感受到羞耻或内疚。自恋者可以体验到羞耻，但会竭尽全力地保护自己的内心，因为羞耻是对他虚假内在世界最严重的威胁。自恋者精心培养的优越感，以及他对于放任任何羞耻感进入意识的拒绝，共同导致了他标志性的傲慢。

反社会人格者和自恋者都认为他们凌驾于所有法律、社会习俗和道德原则之上。自恋者觉得自己凌驾于法律之上，因为他有一种普遍的权利感。[5] 反社会人格者则把法律和别人的期望视为游戏。

一旦遇到自己感兴趣的人，这两种人都可能会追求"即时的亲密"。自恋者可能会急于让别人陷入他的虚假世界（例如第一次约会就想和他／她结婚）。反社会人格者可能希望利用别人最初对他本性的一所无知。他们都讨厌受害者表现出正常的自主性。这两种人都可能试图让受害者疏远他／她的家人，坚持不让他／她见朋友，等等。

这两种病态人格者都会用"爱"这个词作为讨价还价的工具或武器，犯下人际"罪行"。

他们都倾向于对亲近的人实施"煤气灯"式操纵（让这些人觉得自己失去了理智）。反社会人格者会故意这样做，做的时候还心怀恶意。自恋者会通过他的行为方式，不太自觉地使用"煤气灯"式操纵。他主要把其他人当作自己的延伸（婴儿也是如此）。他相信他这一生比其他人遭受了更多的痛苦，受害者是他不可缺少的保护者、照料者，他把自己的夸大幻想和自我厌恶都投射到了受害者身上，他对受害者既有理想化的态度，又有喋喋不休的批评。在亲密关系中，他的行为能诱使对方放弃自身的心理边界。最后，自恋者的长期受害者可能会觉得自己无法离开这个心理上的绑架者，也无法设置任何自我保护的界限。

这两种人有时都会试图在关系结束后的很长一段时间内操纵受害者，这种操纵会持续数月甚至数年——自恋者这样做是因为他不得不维护虚假的内在世界（在那个世界里，受害者与他是浑然一体的），反社会人格者这样做是因为他认为受害者是他的财产。这种事后行为并不会发生在每个自恋者或反社会人格者身上，可这种事一旦发生，可能会像最初的利用行为一样让人沮丧或恐惧。

然而，反社会人格者没有任何高级情绪。自恋者的确有这些感受，但缺乏共情能力扭曲了他们的情绪表达，使得这些表达在最好的情况下毫无用处，在最坏的情况下具有破坏性。

反社会人格者总是做对自己最有利的事，而不考虑别人，因为他们没有良知。自恋者总是做对自己最有利的事，因为在他们看来，对自己最有利的事就是对世界最有利的事。

一旦被发现，反社会人格者总会拒绝承担责任，因为完全否认通常是有效的（尤其是如果他们一直在实施"煤气灯"式操纵的话）。自恋者通常也会否认自己有责任，但这是因为他们在内心中对自我、对世界建构出了一套想法，不能容忍与这套想法不一致的任何解释。他会用自己的方式解释所有情况，以符合自己虚假的内心世界，如果有必要，他还会用极为复杂、听起来很疯狂的方式来解释。自恋者会夸夸其谈；反社会人格者只会简单地否认，而且他们的否认通常更聪明、更有魅力（"圆滑"）。

从自恋者自己的世界观看来，如果他认为自己失败了，或者他的行为违反了他自己对于好坏的看法，他偶尔也会承担责任。反社会人格者喜欢操纵别人，根本不在乎是否伤害了别人。自恋者不想伤害别人，但在心理层面上看不清他人的感受（往往也看不清现实），这意味着他可能很容易造成和反社会人格者一样大的伤害。在一段关系中，他造成的痛苦和破坏可能也一样大。

自恋者可能很努力，在某些方面出类拔萃，外向、爱出风头，很喜欢把自己夸大的自负感说出来，他也可能显得很脆弱，在社交上与世隔绝（以避免想起自己在现实世界中根本不重要，并且让他不受干扰地拥有"自己比其他人更好"的想法）。除了操纵和支配他人，反社会人格者很少致力于任何成就，他们当然也不喜欢独处，沉浸在自己的想法里。

一般来说，自恋者喜欢孤立，反社会人格者希望融入群体。

自恋者可能会喜欢认可与名声，反社会人格者则更喜欢控制与实际的权力。自恋者活着就是为了受到赞美；反社会人格者不一定需要别人的赞美，除非获得赞美有助于他控制别人。

自恋者的"变脸"是出了名的，他常常会在把某人看作全好或全坏之间发生突然的转变。反社会人格者不太关心另一个人是好是坏，他只把别人看作棋子。他可能会突然放弃一段关系，但这只是因为他认为某个人在他的游戏里不再有价值了，因此不再值得他的关注，而不是因为他改变了对那个人真实本性的看法。

在最后的分析中，这两种人的区别还是热与冷的区别。自恋者有良知，对家人和朋友有温情，当然也能爱自己的孩子。（然而，对孩子来说，他的破坏性很强，他可能不能完全把孩子看作与自己分离的人。）这种区别（拥有联结与爱的原始能力，与缺乏这种能力的冷漠之间的区别）决定了反社会人格者无药可救，而自恋者偶尔是有希望的，这显然是一个需要考虑的重要因素。反社会人格者只有在法庭的命令下，或者在其他有激励作用的条件下（当然，这种条件与追求心理改变没有任何关系）才会接受治疗，并且会尽快离开治疗。相比之下，自恋者有时会自愿接受治疗，而且可能会坚持一段时间，因为他真的很痛苦，通常是因为他莫名其妙地（对他来说）失去了一段或几段关系。

冷酷的事实与苦情戏

如果你只能记住两个具体特征，希望以此来区分反社会人格者与自恋者，那就记住下面这两个吧。

1. 反社会人格的重点在于冷酷"玩弄"他人（产生）的快感，就像掠食者玩弄自己的猎物一样。自恋者会在无意中破坏别人的生活，通常会造成严重的损害，但他不是一个冷酷、精于算计、以折磨他人为乐的掠食者。自恋者不是冷冰冰的，反社会人格者才是。

2. **在演"苦情戏"方面，反社会人格者远比自恋者（或任何人）更熟练。**自恋者可能有疑病妄想（认为自己有某种实际上不存在的健康问题），但很少故意演苦情戏。事实上，自恋者需要优越感，他们根本不愿意表现得很可怜。

下面这个故事详细叙述了一个年轻男人的朋友是如何成为反社会人格者的受害者的。

我的室友凯文和吉姆交上了朋友，但我仍然不相信这个吉姆。凯文没跟我商量，就在认识吉姆的一周内邀请他和我们住在一起。凯文天生富有同情心，事实证明，这种同情心对吉姆来说是最重要的。

吉姆说的很多话似乎只是为了让我们感到震惊。他告诉我们，他哥哥被判了终身监禁，因为哥哥谋杀了自己的祖父。他说他正在为纽约的一家大出版社写一部小说，很快就会收到十万美元的预付款。他还说，他会去办巡回签售会，要去办巡回脱口秀。他甚至声称，他得过结肠癌IV期，并且几年前就康复了。有几次我们请别人来家里做客，他就会用他的故事从客人那里获得赞美和同情。

即使在我们知道吉姆是个撒谎成性的人之后，凯文还是难以释怀。他为吉姆感到难过，认为他父母把他害惨了，让他如此渴望得到关注。最后凯文终于意识到我们不能再让吉姆和我们住在一起了。凯文让他走，吉姆让我们去死。那已经是两年前的事了，我们从那以后就再也没听过他的消息。我经常想，他是不是缠上了别人，一直在重复这样的事情。

反社会的吉姆会冷漠地保持心理距离，观察人们对他虚假故事的反应——受良知约束的人不太可能怀疑有人会在这种事情上撒谎。他会利用他人身上完整而健康的部分来控制这个人，这个部分从来都不存在于他有缺陷的心理之中，那就是建立联结的能力。并不是自恋让他无法理解自己对这些人的影响，而是因为他根本不在乎。

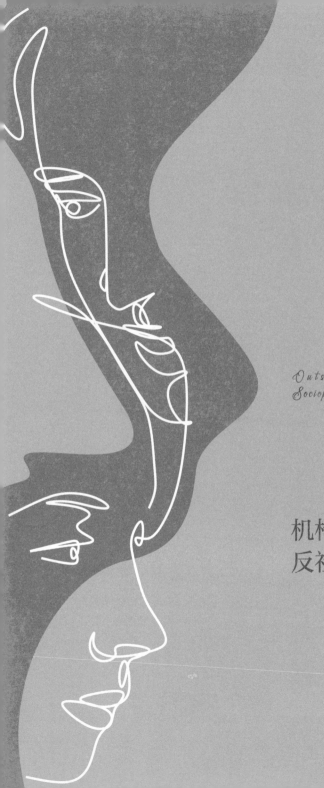

第 8 章

机构层面的
反社会人格
公司

在任何地方都有一条正义的原则，那就是强者的利益。

——柏拉图（Plato），《理想国》（*The Republic*）

整本书内，我一直在谈论个体的反社会人格者。但良知的缺失不只是神经缺陷的体现，也不只存在于个人身上。团体、公司也可能做出反社会行为。

在有反社会倾向的个体造成严重破坏之前将他们识别出来，这种能力是无价的。考虑到这一点，司法系统已经开始求助于心理健康专家，希望他们能提供一种方法，来区分有良知的罪犯和没有良知的罪犯。"罗伯特·黑尔反社会人格检查表"是一项诊断工具，是一种获得高度评价的研究辅助手段，近年来广受刑事司法系统的欢迎，主要用于评估罪犯个人未来的暴力倾向，以及回归社会的可能性。该检查表上的 20 个项目评估了生活方式、犯罪行为与性格特征，例如油嘴滑舌、肤浅的魅力、夸大行为、对刺激的需求、病态撒谎、欺骗与操纵、缺乏懊悔、冷酷无情、行为控制不良、冲动、不负责任，以及不能为自身行为承担责任。每一个项目都要按照 3 分量表（0、1、2），根据具体标准打分。分数是通过半结构化访谈、个人档案和附带信息进行评估的。该检查表的总分最高为 40 分，按照惯例，得

30分或以上则被认为是"精神病态者",对于这种人来说,回归社会的可能性很小。

总的来说,研究表明,[1]在适当的条件下,"罗伯特·黑尔反社会人格检查表"的评分相当可靠,[2]而且在估计未来犯罪和暴力的概率方面确实具有一定的价值,尤其是在检测成年白人男性罪犯时,因为该测验最初就是根据这个人群编制出来的。然而,关于该测验在司法鉴定过程中的评分者信度,以及它在应用于研究不足的群体(女性和少数族裔)时的效度,仍然存在一些问题。对这些重要问题的研究仍在继续。

当反社会人格者不是个人,而是群体,例如公司时,我们该怎么办?

反社会的公司

不列颠哥伦比亚大学法学教授乔尔·巴坎(Joel Bakan)在《公司:对利润与权力的病态追求》(*Corporation: The Pathological Pursuit of Profit and Power*)一书中写道,现代企业"极其自私自利,在任何情况下都不可能真正关心他人"。[3]他指出,作为一个法律实体,公司实际上必须为其唯一的目标,即为股东创造利润服务。也就是说,公司没有法律上或道德上的义务去考虑工人、一般人或环境的福祉。事实上,公司追求利润最大化的职责,可能要求它践踏、破坏或忽视那些阻碍因素,如道德、人类的安全与幸福。听起来是不是很熟悉？大多数人会在人类身上发现这种反社会"人格"，但这种特质在商业领域通常是为人接受的。

当然，公司应该赚钱，应该听取股东的反馈。但如果没有任何因素能制约公司，它们很快就会走上反社会的道路。一家公司无须由反社会人格者经营，也能表现出反社会的倾向。即使公司的 CEO 心理正常，他们每天晚上都会回家，并且对家人和朋友既充满爱心又负责任，他们的公司仍然可能具有极大的破坏性，既冷漠又不负责任。随着时间的推移，随着更大收益的机会出现，企业高管可能会逐渐降低他们的道德标准。渐渐地，这种态度可能变成整个组织事实上的风气。员工甚至可能都没有意识到，他们正在危害他们声称要服务的公众。

巴坎指出，[4] 公司"仍像它在 19 世纪中叶作为现代商业机构起源时一样，是一个法律上指定的'人'，旨在维护自身利益稳定，驳斥道德关切"。他补充道："只有对自身利益和当地法律的务实考虑，才能约束公司的掠夺本能，但这往往不足以阻止公司毁掉人们的生活、破坏社区、危及整个地球。"换言之，如果公司是"人"，他们中的有些可能就是没有良知的人，完全受利益驱使。

近年来，许多报纸专栏报道和法庭诉讼的主题都是公司为了利润而牺牲客户的福祉。这些公司的行为生动地展示了它们是如何回避道德问题的，甚至连疾病、受伤和死亡的风险升高，都成了利益等式的一部分——可以接受的经营成本。

反社会公司的一个典型例子是孟山都公司。这家公司从 20 世纪 20 年代起就开始偏离诚信的道路了。它是在那时开始生产多氯联苯的，这种物质在 20 世纪 70 年代就被美国国家环境保护局禁止生产了。[5] 大量文件表明孟山都公司知道这种物质对健康，也知道"橙剂"（越南战争中使用的除草剂，由该公司和陶氏公司合作生产）的危害。据估计，"橙剂"造成了 50 万人死亡，还导致同样多的婴儿有先天缺陷。法庭文件表明，孟山都公司在向政府出售"橙剂"时就知道其潜在的致命影响，但没有公布该信息。

近年来，同样由孟山都公司生产的农药"农达"也受到了批评。研究表明，该农药的主要成分草甘膦可能致癌，而孟山都公司一直都在努力抹黑这一发现。孟山都公司的内部邮件表明，该公司一直拒绝接受独立专家关于其产品危险性的研究和警告。例如，在一位基因毒性专家对于"农达"对人类的潜在影响提出担忧后，[6] 孟山都公司的反应是另找一位专家，发布新闻稿，宣称该产品没有风险。

有些最令人不安的反社会行为，在一个声称要保护人类健康的行业里很常见：制药行业。制药公司通常会为自己的研究提供资金，并向医生支付巨额费用，以展示有利的数据，并在医学会议和研讨会上对不利的数据轻描淡写。涉及数十亿美元的诉讼案件能够证明那些故意隐瞒数据、粉饰药品介绍，以扩大市场份额的公司做了哪些反社会行为。

当今美国最可怕的公共卫生危机之一，在一定程度上就源于制药公司的行为——它们把止痛药变成了令人痛苦的成瘾问题和死亡。有关部门已经宣布，阿片类物质成瘾已经成为公共卫生危机。仅在 2017 年，美国就有 4.7 万人因过量服用这类药物而死。[7] 生产奥施康定的普渡制药公司淡化了这种药物的成瘾风险，同时敦促医生开这种药的大剂量处方，以实现利润最大化。可悲的是，随着奥施康定处方的增加，成瘾和与药物相关的死亡人数也在增加。

不道德营销的证据越来越多，引发了对该公司的诉讼。2007 年，普渡和该公司的三名高管承认对奥施康定的危害做了不实陈述，不得不支付 6.345 亿美元的罚款。[8] 近年来，普渡制药的咨询公司麦肯锡就如何"加速"奥施康定的销售、[9] 阻止人们减少使用阿片类药物等方面提供了建议，甚至还建议了如何低调处理那些过量服用该药物的青少年的母亲的哀伤情绪。普渡制药显然毫不犹豫地采纳了这些建议，将利润置于人命之上。

不幸的是，最大限度地淡化药物的危险性，往往是药物推广策略的一部分。在生产抗抑郁药的公司中有充足的证据证明这种情况的存在。有一项已发表的研究对葛兰素史克公司的产品帕罗西汀重新进行了评估，[10] 该研究发现，该药物在接受研究时，并没有表现出比安慰剂更好的效果。更糟的是，关于服用该药物的青少年自杀风险提高的数据，在很大程度上被隐瞒了。

制药公司也可以提供改善健康、拯救生命的产品。烟草制造商则恰恰相反，他们竭尽全力地想要留住和增加他们的烟民客户。尽管自 1964 年以来，美国成年吸烟者已经减少了 50% 以上，[11] 但每年仍有近 50 万美国人死于吸烟。

1964 年，当美国卫生局医务总监的一份报告将吸烟与肺癌和心脏病联系在一起的时候，烟草业的回应是，没有任何科学证据证明吸烟有害健康。即便该报告建立在 7000 多篇将吸烟与疾病联系起来的文章之上，[12] 烟草业仍坚持这一说法。直到最近，烟草行业仍然坚持认为吸烟不会上瘾。然而，内部文件表明，[13] 烟草公司将化学物质依赖视为保住市场的关键，而且知道尼古丁会危害健康。这些文件还表明，烟草公司员工受到了特别指示，不得发表或传播有关吸烟的健康风险的研究结果。

吸烟会逐渐致人死亡，而一辆不安全的汽车只需很短的时间就能致人残疾或死亡。20 世纪 70 年代，人们得知福特平托汽车的燃油系统有缺陷，这增加了汽车在受到撞击时爆炸的风险。福特公司知道改变设计可以降低这种风险，但该公司拒绝改变，因为风险收益分析表明，新设计可以减少 180 人的死亡，[14] 但每辆车的成本是 11 美元。从总体来看，更改设计的成本是 1.37 亿美元，而不更改设计造成的人员伤亡和汽车损坏的成本大约为 4950 万美元。（没错，该公司为每个人的死亡和受伤赋予了金钱价值。）福特公司拒绝采用新设计，称其财务成本大于社会效益。他们似乎不关心消费者的福祉。事故受害者起诉了这家没有良知的汽车公司，并获得了巨额赔偿。

令人振奋的是，重视人际联结和责任感的人更有可能对公司的违法行为采取行动。许多备受瞩目的诉讼案件成功挑战了制药公司、汽车公司和许多其他公司的恶劣行为。正如巴坎所说："丑闻已为人所知，人们对公司越来越不信任，可能就像大萧条时期一样。"[15]

追逐利润的狂热动机似乎已经把某些公司变成了反社会的机构，但我们可以采取一些措施来扭转这一可怕的趋势。巴坎提出了几种可能约束企业无情行为的方法：依据现实情况配置执法机构，设置足够高的罚款来阻止有钱的公司犯罪，增加公司高层对公司违法行为所负的责任，禁止屡次违法的公司获得政府合同，暂停那些不断剥削、伤害公众的公司的经营许可证。可悲的事实是，如果有可能，公司就会逃脱惩罚。我们的目标是消除这种可能。

＊

当一家公司转向黑暗面的时候，那些看似正直的人为什么会成为反社会行径的帮凶？斯坦利·米尔格拉姆（Stanley Milgram）那些关于服从权威的著名研究表明，[16]当权威人士在场时，至少六成人会服从他们眼中的权威的命令。即使在权威人士直接违背良知最严重的禁忌时，情况也是如此，包括要求实验参与者伤害与他们素不相识的人。

在这个实验中，两名男性受试者分别担任"老师"和"学生"。在一个房间内，学生会被绑在一把椅子上，手腕上接有一个电极。学生被告知，他必须学习一系列词（蓝盒、好日子、野鸭，等等），只要他犯错，就会被电击。（这个学生其实是一个演员，在实验中没有受到电击。）老师的任务是进行测试并施加电击，每出现一个新的错误反应就要增加电压。在测试过程中，实验者会站在老师身后。随着"电压"的升高，学生的呼喊越来越痛苦，表情也越来越绝望。与此同时，实验者会让老师继续电击。结果，在米尔格拉姆最初的 40 个实验参与者中，有26 人会继续对学生施加电击，直到电压升到最高，甚至在学生要求退出实验之后继续施加电击。[17] 随后一项针对女性的研究也得出了类似的结果。[18]

　　米尔格拉姆的服从研究的结果经常得到重复，因此他发表了一项声明。这项声明让研究人性的学生既难以释怀又受到了激励："只要认为命令来自可靠的权威，不管命令的内容是什么，相当一部分人会按照命令做事，而不受良知的约束。"[19]米尔格拉姆认为，权威可以让良知沉睡，因为服从的人做出了"思想调整"，认为不必为自己的行为负责。

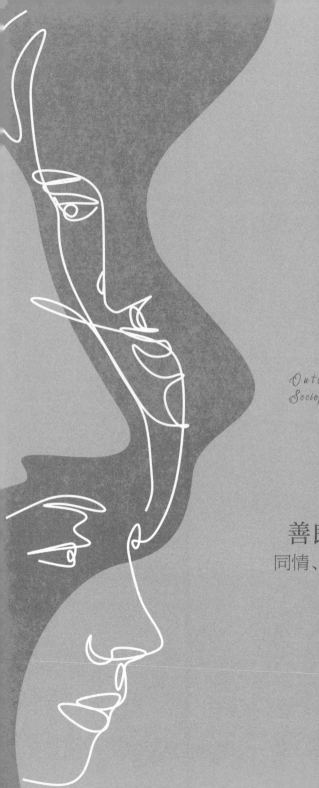

第 9 章

善良的本质
同情、宽恕与自由

我们需要这样一种道德哲学：让现在很少被哲学家所提起的爱，能够再次成为核心概念。

——艾丽斯·默多克（Iris Murdoch），《利益的主权》（*The Sovereignty of Good*）

我已经用了很多篇幅来定义和说明邪恶的本性，以便帮助你认识邪恶，保护自己免受生活中反社会人格者的伤害。在这最后一章的大部分内容里，我会赞美邪恶的对立面——这世界上的善良的非凡本质，以及善良的表现形式。这些善良的表现形式能恢复我们对人的信心，重塑我们对世界的积极看法。那些深受无良者打击的人，尤其需要这剂良药。

首先，让我重申一下我对邪恶的新定义。邪恶不是一种实体或事物，也不是正常人性的阴暗面。相反，邪恶是一个空洞，是联结、爱和良知等正常能力的缺失。这个空旷的深渊吞噬了无数人的生命，也占据了本书与人类历史的太多章节。有时这个空洞会催生人形怪物——冷血的杀人狂、连环杀手、渴求权力的战争贩子，或大屠杀的策划者，有时"只会"催生无情的庞氏骗局阴谋家、无良的虚伪情人，或恶毒的、爱玩游戏的上司。善与恶之间的各种斗争，是人类最古老的故事，也可能是最为重要的故事。随着科技的进步，我们对全世界的影响力超出了我们的想象，如果我们要在这场斗争中生存下来，就必须放弃对于邪恶的迷信观念，学会分辨目前仍不为人知、无休止的破坏性模式。这种模式就源于对爱的无能。

打个比方，我们今天对邪恶本质的困惑，就像不久以前我们对癌症几乎一无所知一样。在当时的我们看来，人只是生了病，忍受了巨大的痛苦，然后就死去了。几个世纪以来，我们试图解释所看到的癌症，把它归因于神的力量或诅咒，或者归因于受害者粗心大意，说了不该说的话。在中世纪，人们认为国王的神圣权力（即国王的统治权直接来自上帝的旨意）能让王室成员具有通过触摸来治病的能力。直到我们开始了解了癌症的本质（倾向于以不受控制的方式增殖的异常细胞，不是上帝的旨意，也不是诅咒，更不是邪恶的能量），我们才能开始寻找有效的治疗方法，并可能最终治愈癌症。

老斯克拉奇、老尼克、路西法、梅非斯托、撒旦、谢伊坦、易卜劣斯、阿里曼、黑魔王——邪恶有一连串名字。我们从小就是通过这样那样的称呼了解魔鬼的，从那以后，我们几乎就再也无法将恶魔从脑海中驱逐出去了。它融入了我们的文学，我们熟悉的文化和符号体系，我们关于生活的最基本的想法。它甚至还因其恶行而被正式起诉。1971 年，杰拉尔德·梅奥（Gerald Mayo）向宾夕法尼亚州西区联邦地区法院提起诉讼，称"撒旦多次违背原告的意愿，给原告造成痛苦，毫无缘由地威胁原告，并且故意在原告的路上设置障碍，导致原告摔倒"，因此"剥夺了宪法赋予原告的权利"。[1]法官指出，有一份"关于新罕布什尔州审判的非正式记录"也许能作为判决先例［狡猾地引用了斯蒂芬·文森特·贝尼特（Stephen Vincent Benét）1937年的短篇小说《魔鬼与丹尼尔·韦伯斯特》（*The Devil and Daniel Webster*）］，他还指出，这个案子非常适合作为集体诉讼。尽管如此，法院还是拒绝了继续诉讼，因为原告没有告知美国法警如何向被告送达诉讼文书。

尽管魔鬼没有一个真实的地址，但我们仍然会把它想象成一种实体或力量，一种超脱于我们之外的东西。我们认为邪恶可能会试图附在我们身上、占据我们的身心，但它绝非来源于我们。魔鬼存在于世界上，会附身在另一个人或另一群人身上。而几个世纪以来，这种想法一直在强化偏执与仇恨。几乎在人类经历过的每一次民族、种族、政治武装冲突中，我方始终都站在正义这一边，敌方则站在魔鬼那一边。当然，这一信念体系的缺陷在于，双方都认为自己是正义的一方。既讽刺又可悲的是，在那些由渴求权力、冷酷无情的人发动的征服战争中，双方中的每一个人都是同一种邪恶的爪牙。这里的邪恶就是认为战争是一场规模特别大的、争夺控制权和统治权的游戏的那些人心中的空洞。了解反社会人格有助于我们理解邪恶不是一种实体或力量，而是一种可悲的缺陷——有时会出现在人们大脑和心灵中的缺陷，有这种缺陷的人并非远在天边，而是在我们身边。

有趣的是，在狼群中，没有"狼群意识"的狼（表现出"反社会"行为的狼）经常会被放逐到狼群的外围地带。有些人类学的证据表明，在过去，生活在小而孤立的群体里的人，有时会用简单明了的方式处理反社会问题。例如，精神病学与人类学家简·M. 墨菲（Jane M. Murphy）谈到过一个因纽特人的概念——昆兰格塔（kunlangeta）。² 它指的是这样的一个人：这个人"心里知道应该做什么，但他不这样做"。墨菲写道，在阿拉斯加西北部，昆兰格塔"可以用来指一个这样的男人：他反复撒谎、欺骗、偷东西，不去打猎，当其他男人离开村庄的时候，他会去占许多女人的便宜"。因纽特人认为，昆兰格塔是无法治愈的，所以传统的因纽特人对待这种人的方法是坚持让他去打猎，然后在没有目击者的情况下，把他从冰面的边缘推下去。

我们不再生活在那么小的社区里，以至于对每个人的品性都能达成一致意见；我们也不再生活在那么孤立的社区里，以至于每个居民都同意分担集体偷袭杀人的责任。我们大多数人现在都生活在大型的、不断变化的社区里，小型部落的处事方法已经不能解决没有"群体意识"的个体生存所带来的棘手困境了。塞巴斯蒂安·容格（Sebastian Junger）在《部落：归乡与归属》（*Tribe: On Homecoming and Belonging*）一书中指出，我们的现代社会"庞杂、匿名且混乱，人们可以不诚实到难以置信的程度，却不会被人抓住。部落居民眼中的对集体的严重背叛，在现代社会看来只不过是欺诈"。³

在处理人类的邪恶（这种缺陷使家庭成员、同事和其他与我们经常来往的人做出"严重的背叛行为"）这个古老问题时，我们必须教育这个更大的"部落"，并坚持要求精神卫生系统和司法系统开始保护并帮助我们。目前的情况是，个人只能依靠自己，没有社会的支持甚至承认，这种状况带来的后果往往是毁灭性的。我看到过太多类似这样的描述：父亲为了保护孩子不受背叛、暴虐成性的前妻伤害，深陷与司法当局的斗争。这个父亲没有成功，因为法庭指定的心理学家没有受过相关训练，不了解反社会人格者富有魅力的操纵手段，给这个父亲贴上了"关系妄想"和"阴谋论者"的标签。

我们的处境正在慢慢好转。2002 年，心理学家露丝·内米（Ruth Namie）和加里·内米（Gary Namie）夫妇发起了"健康工作场所运动"，旨在解决工作场所内的反社会行为，这个积极的改变很鼓舞人心。他们指出，除了在加拿大的四个省（魁北克、萨斯喀彻温、安大略和曼尼托巴）以外，北美的雇主选择忽视组织内部关于霸凌的报告都不会面临任何法律后果。在美国，如果属于受保护的群体（出于种族、性别、国籍、宗教等原因），受到虐待的员工可以根据民权法提出诉讼，但我们的法律通常不会保护员工免受纯粹因为恶意而作恶的行为。

"健康工作场所运动"敦促各州通过《健康工作场所法案》（Health Workplace Bill）。[4] 该法案最初是由萨福克大学的教授大卫·山田（David Yamada）起草的，该法案将允许任何员工就工作中受到虐待而造成的身体、心理、经济损失提起诉讼。员工如果能证明自己遭受了恶意行为，包括言语辱骂、威胁或工作上的破坏，就可以获得工资损失补偿、医疗费用、精神损害赔偿和惩罚性赔偿。为了安抚那些可能反对该法案的雇主，该拟议的法案只涵盖那些最具攻击性和故意的行为，并要求非法行为是"有恶意的"，并且在大多数情况下，还得是重复发生的。此外，该法案还为那些迅速调查并积极解决问题的公司赋予了积极抗辩的权利（被告有理由不按要求支付损害赔偿）。

内米夫妇强调，美国是西方国家中最后一个立法禁止在工作场所实施"霸凌类"行为的国家。北欧国家自 1994 年起就指定了明确的反霸凌法律，许多欧盟国家也指定了迫使雇主防止或纠正霸凌行为的法律。英国有范围很广的反骚扰法律，澳大利亚在 2011 年通过了第一部将职场霸凌定性为犯罪的法律。在美国，已有 24 个州通过了"健康工作场所法案"，并得到了300 多名立法者的支持。

同情的力量

在把"邪恶"定义为一个空洞（缺乏良知与爱的能力）之后，我们现在可以确定"善良"的本质了。善良源于我们健全的心理，源于我们爱与感受良知的能力。有了这种能力，我们就有了共情、感恩、忠诚和正义感，而所有这些温暖的情绪反应让我们得以共同生活在地球上。我们必须学会认识、重视和保护爱的能力，这才是邪恶真正的反面。这似乎很简单，但我们的社会，我们的现代"部落"已经被那些不关心人类、文化和环境的敛财组织、忠诚对象存疑的立法者，以及太容易受到玩弄的司法系统破坏了。在可预见的未来,我们必须捍卫自己的生活,必须由己及人、开始拯救人类。

当我想到这个关于"善良"的定义时,我经常想起一封关于一个与众不同的孩子的信。

你可能已经收到了很多可怕的邮件,讲述反社会受害者的故事。我的邮件不一样。我想你会喜欢这个关于同情与道德的故事,这是一个小孩的故事。

有一个新来的孩子刚搬到镇上。他有点儿胖,戴着厚厚的眼镜。我猜新来的孩子经常会受到特殊对待,而这个男孩因为他的外表和尖尖的嗓音受到了更加无情的嘲笑。我儿子声称他没有参与这种嘲笑,但他承认目睹了这个男孩在操场上和放学回家路上被人虐待。其他孩子用棍子戳他的肚子,说他是搁浅的鲸鱼,还说了很多类似的话。

有一天,在那些孩子把这个男孩推进泥坑里之后,一个女孩轻声问我儿子:"为什么他要受到这么糟糕的对待?"她把那个男孩扶起来,告诉他,发生在他身上的事是不公平的。这个女孩走过去对那些施暴的男孩说,他们在打棒球、玩橄榄球时是遵守规则的,为什么他们认为在这里就可以违反规则呢?男孩们耸了耸肩,走开了。但那是他们最后一次取笑那个新来的孩子。我儿子后来告诉我,他为自己没有试图阻止其他孩子的不良行为而感到羞愧。我觉得他现在肯定会那么做的。

这个例子说明，同情的力量可以鼓舞那些感受到同情的人，我在下面节选了另一个人寄给我的一封信，这个人就是一个特别有爱心和共情能力的人。除了能说明宽恕的一些积极后果之外，她的话也适用于那些认为自己是"反社会人格者磁铁"的人——似乎总会吸引反社会人格者闯入自己生活中的好人，就像蜂蜜吸引蜜蜂一样，其中的原因却让人百思不得其解。这封信的作者意外地发现，反社会人格者会被另一个人的美德所吸引。

我非常感谢你写了那本书。我在真正需要的时候读了那本书，在某种程度上，它帮助我找回了自我。两年以来，我一直深陷在一段有破坏性的关系里。在我第一次见到哈罗德的时候，他是一名会计。我们真的很合得来。他很有趣，也很聪明，他对生活的深刻思考给我留下了很深的印象。我们开始约会的几个月后，他突然辞职了。他告诉我，那工作是在浪费他的才能。多年以来，他一直在琢磨一个剧本，里面有些科幻情节，现在他想要把它拍出来。他相信会有制片方愿意拍这个剧本，让他名声大噪，所以他不能让生活中的琐事分散他的注意力。起初，我很佩服他。我搬去和他同住，帮助他把所有注意力都放在工作上，我把购物、做饭、保养汽车的活都包了。他从没有感谢过我，但我认为这是因为他全身心投入工作中了。

后来，他开始见各种医生。他在短短一个月内看了十个不同的专家，声称自己疼痛难忍。医生只要告诉他没发现什么毛病，就变成了他嘴里的"庸医"。他对关注的需求高得让人难以承受。如果我比平时晚 5 分钟下班回家，他就会对我大喊大叫。我问他能不能看看他在写什么，他就会冲我大吼。他说这不关我的事。我关心他，替他料理一切事务，可这对他来说毫无意义。

我发现他一直在对我撒谎。他经常在星期六下午去图书馆，但从不借出或归还任何书。有一天，我跟在他后面，躲得远远的，看见他走进了一家咖啡馆，吻了一个显然一直在等他的女人。我告诉他我看到了什么，他歇斯底里地笑了起来。他说那是他的经纪人，他和一个电影制片人有一笔大交易。第二个周末，我提前去了那家咖啡馆，又看到了那个女人。我把现实情况告诉了她，她开始向我道歉。她是当地一家美发店的美发师。然后哈罗德来到了咖啡馆，却假装不认识我们两个人！

这段关系就这样结束了，事后我意识到，这段关系应该早点儿结束才好。我觉得他从没有关心过我。他不能关心任何人。

我已经不知道如何同一个男人谈一段真正的恋爱了。和哈罗德分手后的几个月里，我仍然对他对我做的事感到迷茫。这让我觉得，我很难判断别人对我的感情是否真诚。我的自信被粉碎了，我不知道我能否把这碎片重新拼凑起来。

读了你的书，一切都改变了。我可以看出哈罗德的行为模式了，我的积极特质吸引了他。是我的善良让他赖上了我。我再次意识到，我的价值就在于我是谁。我完全愿意帮助有需要的人，这实际上是一件好事。认识到这一点，也让我原谅了哈罗德，因为他就是那个样子，无法变成任何别的样子。所以，谢谢你让我更好地看到自己的优点，重新找回对自己的信任。

同情与宽恕为你打开了自由之门，也为你打开了过好余生的大门。还有另一种可能性：持续的仇恨和复仇的欲望，如果你任其发展，就会成为禁锢你很长一段时间的陷阱。把仇恨想象成一株丑陋带刺的蓟花，这株蓟花最终会长得比你还高，偷偷长出有毒的藤蔓，从头到脚地缠上你，最后让你动弹不得。仇恨可能像反社会人格者一样，对你的生活造成同样大的伤害。复仇的欲望会诱使你利用他人来达到复仇的目的。这样会破坏你的良好的人际关系，浪费你生命中的大把时光。

未来我们也许会发明出一些神经学技术，充分开发新生儿大脑旁边缘系统的发展潜能，改变那些没有这种潜能，没有能力发展出良知的孩子。也许，我们能用一些临床上的直接且沉着的态度来处理反社会人格问题，就像我们处理"蓝婴症"[5]（法洛综合征）的心脏问题和其他先天缺陷一样，并愉快地邀请曾经神经发育不良的婴儿加入我们的世界。在这个世界里，是可以有爱的。

我要澄清的是，宽恕与遗忘是完全不同的。宽恕能让你自由。相比之下，简单地遗忘你经历痛苦后学到的有关他人的东西，是幼稚、危险和不必要的。有时候，在同情和宽恕他人的时候，最好保持一定的距离。从心理学上，或者在精神层面来讲，保持理性并利用你收集到的关于无情者的信息，来保护自己和生活中的其他人并没有什么不对。事实上，宽恕某件已经差不多被遗忘的事，并不是真正的宽恕。

积极心理学

从马丁·塞利格曼（Martin Seligman）那富有远见的工作开始，整个心理学已经走上了一个令人兴奋的新方向，不再过度关注那些让人痛苦（或者，充其量只能让我们适应痛苦）的话题，转而去研究幸福、性格和意义——这是一种研究积极人类功能的心理学。由塞利格曼创立的这门具有突破性的学科叫积极心理学。[6] 也许，这一崭新研究领域最主要的发现是，我们的幸福在很大程度上取决于我们人际联结的数量与质量。多亏这项研究，科学证明了那些促进我们彼此联系的反应，也就是共情、同情、利他、爱，没错，还有宽恕，都与个人的幸福和意义感有关。

请注意，除非你是温文尔雅的佛学大师，或者天赋异禀的僧侣，我不会建议你真的去学着爱那个伤害过你的反社会人格者。这可能超出了你认为自己能容忍的程度。不过，我确实建议你对这个你遇上的有害的人培养一定的同情心。可以说，他的内心有一个空洞。他无法体验到爱，对任何人都是如此，哪怕是对他的孩子。他在其他方面也有很多缺陷，归根结底，他是有自我毁灭倾向的。尽管他可能认为自己比我们所有人都优越，因为我们都被自己的良知"限制"住了，而且，他在一段时间内，可能会让受害者相信他是优秀的，但实际上，他的生活枯燥乏味、毫无意义。

爱不仅仅是社会的黏合剂。如果说，强烈的联结感和良知进化成了一种促进我们生存的方式，能让我们待在群体之中，让我们比单打独斗时更加强大，那么这种方式非常有效，我们希望它继续如此。但更不可思议的是，在深不可测的时间深渊之中，依恋，或者爱变成了某种更伟大的东西，在它最强烈的时候，可以使一个人为了别人放弃自身的安全，以及生命。一个正常人的情感能力非常强大，我们可以让一个已经去世的人，一个我们深爱的人，一个爱我们的人活在我们心中，直到我们自己死去。

有了足够的爱，我们不仅能记住过去无数的小细节（比如一个狡黠的笑容、一种比喻的说法），还可以推断出那个人在当前的任何情况下会说什么、做什么，以及他此刻会表达出的每一种偏好、每一种厌恶、每一种价值观。要让我们感受到我们真正爱的那个人的存在，他们的人在不在我们身边已经不重要了——尽管我们仍然渴望他们能陪着我们。

所以，地球不仅在与今天还活着的数十亿人共舞，也在与无数逝者的精神能量热情地共舞。随着时间的推移，情感依恋已经不仅是我们凡人生存的守护者了。把我们联系在一起的情感已经超越了自身，爱中包含着永恒的种子。

无论我们的信仰是什么，我们都渴望独特而真实的生活，这是我们无法回避的本性。我们不喜欢虚度没有意义的人生。我们终有一死，熟悉的皮囊也终会逝去，脑海中的思绪和画面，从我们的肉体尚未诞生时起，从我们无法回忆的生命之初就开始出现的心理盛景，也终究会消逝于无形，我们都为此感到惶恐。但是，在我们生活中发生的真实事件，以及过去发生在所有人身上的所有事情，永远都是真真切切的。我们胜利了：因为有爱，生命超越了其自身。

我们胜利了——我们拥有了爱、联结与共情的能力，没错，还有在伤害别人时感到内疚的能力。这些能力经过了亿万年的锤炼，比任何物质都珍贵，这些都是值得尊敬，值得付诸行动的。小到那只在树上的帮助同类的小黑猩猩，大到人类大脑可以实现的高效行为，这些例子都说明生命的资源最好不要花在追求权力或复仇上，而是应该服务于我们的相互联结。少数反社会人格的掠食者与大多数有爱心的保护者之间的斗争，是一场古老的竞争，是一场我们必须赢得的斗争。

幸运的是，我们自己的力量远比反社会人格者大得多，因为我们的力量不来自病态的控制欲，也不是由情感真空所产生的。相反，我们的力量建立在健全的情感之上，建立在我们爱的能力、与彼此建立稳固联结的能力，以及相互扶持的能力之上。（还有个很简单的原因，那就是我们的人数比他们多。）我们必须运用我们的力量来拯救自己，拯救我们爱的人，拯救这个星球。我们有能力，也有使命。当我们无法避开反社会人格者时，我们应该也能够战胜他们。

我们现在的社会，在很大程度上忽视了捍卫人际关系与良知的任务，这项任务往往落在了我们个人身上，落在了我们的私人生活与工作中，落在了我们为人父母的过程中：落在了我们必须面对反社会人格者的那一刻。我们必须在不丧失自己人性的情况下面对他们。这项任务有时令人生畏，几乎总会让人感到孤独。但当我们无法避开反社会人格者时，那些站出来反对他们的人，那些勇敢且富有同情心的人，会鼓舞我们所有人。

致　谢

　　2018 年 9 月，就在刚写完本书的时候，我得了一次不太严重的中风。如果不是因为在片刻间失去了意识，重重地向右侧跌倒在几乎空无一人的停车场柏油路上，我甚至可能都不会注意到我中风了。我对摔倒和之后短时间内发生的很多事情都记不清了，但有人告诉我，是五个陌生人聚集在一起，决定为我拨打创伤服务中心的电话。在我摔倒之前、期间和之后，我从未见过他们中的任何一人，但我很想知道他们是谁，这样我就能好好谢谢他们了，因为他们很可能救了我的命。

　　尽管我仍然时不时会感到眩晕，但我眼周的瘀青消失了，我的脸、说话的声音、所有的认知能力以及走路的勇气都恢复了。在康复中心，我非常幸运地遇到了乔纳森·佩里（Jonathan

Perry）博士。他也是一位心理学家，他向我保证，几个月后，我们会一起喝咖啡，表达我们对这段可怕经历的惊讶，以及对这一切都已结束的庆幸之情，不会再有眩晕或乏力感。那些都会过去。他的态度很郑重，并且平静地告诉我，他也曾经从类似的问题中恢复过来——这很有勇气。这帮助我度过了那段日子，让我非常期待在一个晴朗的日子里和他一起喝咖啡。先是五个陌生人救了我的命，然后佩里博士用他的方式又救了我一次（还给了我希望）。我需要这些。

为了拯救这本书，第七位英雄琳达·卡蓬（Linda Carbone）出现了。琳达是一名编辑兼作家。［她和丈夫埃德·德克尔（Ed Decker）写了一本感人的书《小怀孕》（*A Little Pregnant*），我强烈推荐这本书。］一本书写完之后，在印刷前还有很多事情要做。过去，我很乐意自己处理这些事情，但这次我做不到了。各章必须按最终顺序排列，还有许多信息要填写。尾注必须正确排列，有时还得检索。还要有人与出版商沟通，讨论这本书的布局和总体外观。对于任何人来说，要介入并从作者手中接过这些任务都很难（作者都是占有欲很强的人），但琳达有风度而又巧妙地做到了这一点，（对我来说）几乎没造成任何痛苦。她是一个很特别的人，我对她感激不尽。谢谢你，琳达。

我很感谢我优秀的编辑主任戴安娜·巴罗尼（Diana Baroni），感谢她的远见卓识和耐心。我也要感谢其他编辑——查理·康拉德（Charlie Conrad）、利娅·米勒（Leah Miller）和阿曼达·帕滕（Amanda Patten），感谢他们宝贵的帮助，他们中的一些人正处在自己生活的动荡时期。我想对米歇尔·恩尼克里科（Michele Eniclerico）表达高度的赞赏，她帮助我定了稿，让这本书变成了现在的样子。在本书的所有转变过程中，她总能清晰连贯地把握书中的理念。

我也想感谢我个人生活中的那些人：我亲爱的聪明的女儿阿曼达·基利（Amanda Kielley），以及她英俊而富有诗意的丈夫尼克·德拉海（Nick Delahaye），他们俩都有敏锐的眼睛，总能看到重要的事情；我的哥哥和一生的朋友史蒂夫·斯托特（Steve Stout）和他完美的未婚妻克里斯汀·贝塞特（Christine Bessett）；还有霍华德·基利（Howard Kielley），他和我同住在一个屋檐下，在我头晕眼花时把他锐利的目光借给我——我为你的善良祝福你。

我想对所有读过《当良知沉睡》后写信给我的读者表示感谢。如果可以，我想把每封信都写进书里。为了保持匿名，我所使用的故事都做了改动，但如果可能的话，我更想把真实姓名用大写字母写出来，以赞颂你们的勇气，向你们表示感谢。

最后，但同样重要的是，我要感谢我极具天赋的文学经纪人，苏珊·李·科恩（Susan Lee Cohen）。苏珊不仅是一个完美的经纪人，还是一个完美世界里的一个完美的人。正如我曾告诉她的那样（我说得还不够多），她为我创造了奇迹。她并不真正明白我的意思，但我知道，正是她的工作技能与风度实现了我成为作家的儿时梦想。请让我再说一遍：谢谢你，苏珊。

注 释

第 1 章 心灵的空洞：了解反社会人格

1. American Psychiatric Association, *Diagnostic and Statistical Manual of Mental Disorders*, 5th ed. (Washington, DC: American Psychiatric Association, 2013). 要想了解对《精神障碍诊断与统计手册》发展历程的全面批判，见 Gary Greenberg, *The Book of Woe: The DSM and the Unmaking of Psychiatry* (New York: Plume, 2013), and my review of that book, "The Pernicious Politics of the DSM-V," *The New Republic*, May 8, 2013。

2. See R. Hare, K. Strachan, and A. Forth, "Psychopathy and Crime: A Review," in *Clinical Approaches to Mentally Disordered Offenders,* ed. Kevin Howells and Clive Hollin (New York: Wiley,

1993); and S. Hart and R. Hare, "Psychopathy: Assessment and Association with Criminal Conduct," in *Handbook of Antisocial Behavior*, ed. D. Stoff, J. Breiling, and J. Maser (New York: Wiley, 1997).

3. S. A. Mednick, L. Kirkegaard-Sorense, B. Hutchings, et al. (1977), "An example of biosocial interaction research: The interplay of socioenvironmental and individual factors in the etiology of criminal behavior," in *Biosocial Bases of Criminal Behavior*, ed. Sarnoff A. Mednick and Karl O. Christiansen (New York: Gardner Press, 1978).

4. S. Porter, M. Woodworth, and A. R. Birt (2000), "Truth, lies, and videotape: An investigation of the ability of federal parole officers to detect deception," *Law and Human Behavior* 24(6): 643-58.

5. Stephen Porter, BBC News, February 19, 2009.

第 2 章　当反社会人格者属于你时：没有良知的孩子

1. R. C. Kessler, P. Berglund, O. Demler, et al. (2005), "Lifetime Prevalence and Age-of-Onset Distributions of *DSM-IV* Disorders in the National Comorbidity Survey Replication," *Archives of General Psychiatry* 62(7): 593-602（2001 年 2 月～2003 年 4 月间进行了具有全美国代表性的面对面家庭调查，采用了结构完整的"世界卫生组织心理健康调查版综合国际诊断访谈提纲"）。D. G. V. Mitchell, R. A. Richell, A. Leonard, R. Blair, and R. James (2006), "Emotion at the expense of cognition: Psychopathic individuals outperform controls on an operant response task," *Journal of Abnormal Psychology* 115(3): 559-66. 要查看关于反

社会人格神经学基础的遗传性的详细探讨，见 Martha Stout, *The Sociopath Next Door* (New York: Broadway Books, 2005), 120-24。

2. 60 percent of individuals diagnosed: E. Viding and H. Larsson (2007), "Aetiology of antisocial behavior," *International Congress Series* 1304(1): 121-32. 关于品行障碍转化为反社会人格障碍的话题：B. B. Lahey, R. Loeber, J. D. Burke, and B. Applegate (2005), "Predicting future antisocial personality disorder in males from a clinical assessment in childhood," *Journal of Consulting and Clinical Psychology* 73(3): 389-99。

3. P. J. Frick and S. F. White (2008), "Research review: The importance of callous-unemotional traits for developmental models of aggressive and antisocial behavior," *Journal of Child Psychology and Psychiatry* 49(4): 359-75. The quote is on page 359.

4. For more about this argument, see the following: R. E. Kahn, P. J. Frick, E. Youngstrom, et al. (2012), "The effects of including a callous-unemotional specifier for the diagnosis of conduct disorder," *Journal of Child Psychology and Psychiatry* 53(3): 271-82; R. Rowe, B. Maughan, P. Moran, et al. (2010), "The role of callous and unemotional traits in the diagnosis of conduct disorder," *Journal of Child Psychology and Psychiatry* 51(6): 688-95; F. E. Scheepers, J. K. Buitelaar, and W. Matthys (2011), "Conduct Disorder and the specifier callous and unemotional traits in the *DSM-5*," *European Child and Adolescent Psychiatry* 20(2): 89-93; P. J. Frick (2009), "Extending the construct of psychopathy to youth: Implications for understanding, diagnosing, and treating antisocial children and adolescents,"

Canadian Journal of Psychiatry 54(12): 803-12.

5. E. Viding, N. M. G. Fontaine, and E. J. McCrory (2012), "Antisocial behaviour in children with and without callous-unemotional traits, " *Journal of the Royal Society of Medicine* 105(5): 195-200. 对研究具有冷酷－冷漠特质的品行障碍患儿之间的遗传共性的方法感兴趣的读者，可参阅这两项早期研究：E. Viding, N. M. G. Fontaine, B. R. Oliver, and R. Plomin (2009), "Negative parental discipline, conduct problems and callous-unemotional traits: Monozygotic twin differences study, " *British Journal of Psychiatry* 195(5): 414-19 ; 以 及 E. Viding, A. P. Jones, P. J. Frick, et al. (2008), "Heritability of antisocial behaviour at 9: Do callous-unemotional traits matter? " *Developmental Science* 11(1): 17-22。

6. K. M. Cecil, C. J. Brubaker, C. M. Adler, et al. (2008), "Decreased Brain Volume in Adults with Childhood Lead Exposure, " *PLOS Medicine* 5(5): e112, https://doi.org/10.1371/journal.pmed.0050112.

7. B. K. Luntz and C. S. Widom (1994), "Antisocial personality disorder in abused and neglected children grown up, " *American Journal of Psychiatry* 151(5): 670-74.

8. A. Raine, L. Lee, Y. Yang, and P. Colletti (2010), "Neurodevelopmental marker for limbic maldevelopment in antisocial personality disorder and psychopathy, " *British Journal of Psychiatry* 197(3): 186-92.

9. S. Williamson, T. J. Harpur, and R. D. Hare (1991), "Abnormal processing of affective words by psychopaths, " *Psychophysiology* 28(3): 260-73; B. R. Loney, P. J. Frick, C. B. Clements, et al. (2003), "Callous-unemotional traits, impulsivity, and emotional

processing in adolescents with antisocial behavior problems, " *Journal of Clinical Child and Adolescent Psychology* 32(1): 66-80.

10. G. K. Levenston, C. J. Patrick, M. M. Bradley, and P. J. Lang (2000), "The psychopath as observer: Emotion and attention in picture processing, " *Journal of Abnormal Psychology* 109(3): 373-85; S. K. Sutton, J. E. Vitale, and J. P. Newman (2002), "Emotion among women with psychopathy during picture perception, " *Journal of Abnormal Psychology* 111(4): 610-19.

11. D. G. Mitchell, R. A. Richell, A. Leonard, and R. J. R. Blair (2006), "Emotion at the expense of cognition: Psychopathic individuals outperform controls on an operant response task, " *Journal of Abnormal Psychology* 115(3): 559-66.

12. A. A. Marsh and R. J. R. Blair (2008), "Deficits in facial affect recognition among antisocial populations: A meta-analysis, " *Neuroscience and Biobehavioral Reviews* 32(3): 454-65.

13. James Blair, Derek Mitchell, and Karina Blair, *The Psychopath: Emotion and the Brain* (Hoboken, NJ: Wiley-Blackwell, 2005); K. A. Kiehl (2006), "A cognitive neuroscience perspective on psychopathy: Evidence for paralimbic system dysfunction, " *Psychiatry Research* 142(2-3): 107-28; R. J. R. Blair (2005), "Applying a cognitive neuroscience perspective to the disorder of psychopathy, " *Development and Psychopathology* 17(3): 865-91; K. A. Kiehl; A. T. Bates, K. R. Laurens, et al. (2006), "Brain potentials implicate temporal lobe abnormalities in criminal psychopaths, " *Journal of Abnormal Psychology* 115(3): 443-53.

14. H. L. Gordon, A. A. Baird, and A. End (2004), "Functional differ-ences among those high and low on a trait measure of

psychopathy, " *Biological Psychiatry* 56(7): 516-21; J. Intrator, R. D. Hare, P. Stritzke, et al. (1997), " A brain imaging (single photon emission computerized tomography) study of semantic and affective processing in psychopaths, " *Biological Psychiatry* 42(2): 96-103; K. A. Kiehl, A. M. Smith, R. D. Hare, et al. (2001), " Limbic abnormalities in affective processing by criminal psycho-paths as revealed by functional magnetic resonance imaging, " *Biological Psychiatry* 50(9): 677-84; J. K. Rilling, A. L. Glenn. M. R. Jairam, et al. (2007), " Neural correlates of social cooperation and non-cooperation as a function of psychopathy, " *Biological Psychiatry* 61(11): 1260-71.

15. K. A. Kiehl, " Without Morals, " in *Moral Psychology, Volume 3: The Neuro-science of Morality: Emotion, Brain Disorders, and Development*, ed. Walter Sinnott-Armstrong (Cambridge, MA: Massachusetts Institute of Technol-ogy Press, 2008).

16. Stout, *The Sociopath Next Door.*

17. 这种大脑差异到底是随机出现的（遗传漂变或某些其他中性演化过程的结果），还是由某些自然选择的求生功能赋予我们原始祖先群体的，仍然有些争议；然而，由于人类已经不再生活在野外，就算这种求生功能曾经存在过，几乎可以肯定的是，现在已经不合时宜了，正如远古祖先"吃饱或挨饿"的生存状态早已很少再困扰我们，而我们暴饮暴食的欲望仍然存在。

18. American and British: A. P. Jones, K. R. Laurens, C. M. Herba, et al. (2009), " Amygdala hypoactivity to fearful faces in boys with conduct problems and callous-unemotional traits, " *American Journal of Psychiatry* 166(1): 95-102; M. J. Kruesi, M. F. Casanova, G. Mannheim, and A. Johnson-Bilder (2004), " Reduced temporal lobe volume in early onset conduct

disorder," *Psychiatry Research* 132(1): 1-11; A. A. Marsh, E. C. Finger, D. G. V. Mitchell, et al. (2008), " Reduced amygdala response to fearful expressions in children and adolescents with callous-unemotional traits and disruptive behavior disorders," *American Journal of Psychiatry* 165(6): 712-20; L. Passamonti, G. Fairchild, I. M. Goodyer, et al. (2010), " Neural abnormalities in early-onset and adolescence-onset conduct disorder," *Archives of General Psychiatry* 67(7): 729-38; A. Raine, L. Lee, Y. Yang, P. Colletti (2010), " Neurodevelopmental marker for limbic mal-development in antisocial personality disorder and psychopathy," *British Journal of Psychiatry* 197(3): 186-92; Paul Ekman and Wallace V. Friesen, *Pictures of Facial Affect* (Palo Alto, CA: Consulting Psychologists Press, 1976). German: T. Huebner, T. D. Vloet, I. Marx, et al. (2008), " Morpho-metric brain abnormalities in boys with conduct disorder," *Journal of the American Academy of Child & Adolescent Psychiatry* 47(5): 540-47.

19. Huebner et al., " Morphometric brain abnormalities in boys with conduct disorder."

20. G. Fairchild, C. C. Hagan, N. D. Walsh, et al. (2013), " Brain structure abnormalities in adolescent girls with conduct disorder," *Journal of Child Psychology and Psychiatry* 54(1): 86-95.

    这里有一篇对精神病态神经生物学的全面综述: M. A. Cummings (2015), " The neurobiology of psychopathy: Recent developments and new directions in research and treatment," *CNS Spectrums* 20(3): 200-206.

21. A. L. Patenaude, " History of the Treatment of and Attitudes

Toward Children," in *Handbook of Juvenile Justice: Theory and Practice,* ed. Barbara Sims and Pamela Preston (Boca Raton: CRC Press, 2006), 3-30, especially page 22. On advertised treatments, see E. J. Latessa et al. (2002), "Beyond Correctional Quackery-Professionalism and the Possibility of Effective Treatment," *Federal Probation* 66(2): 43, 44.

22. T. J. Dishion, J. McCord, and F. Poulin (1999), "When interventions harm. Peer groups and problem behavior," *American Psychologist* 54(9): 755-64.

23. Alan E. Kazdin, *The Kazdin Method for Parenting the Defiant Child* (New York: Mariner Books, 2008), 39; A. E. Kazdin (1993), "Treatment of conduct disorder: Progress and directions in psychotherapy research," *Development and Psychopathology* 5(1-2): 277-310.

24. Scott W. Henggeler, Sonja K. Schoenwald, Charles M. Borduin, et al. *Multisystemic Treatment for Antisocial Behavior in Youth* (New York: Guilford Press, 2000).

25. Kazdin, *Kazdin Method,* 39.

第3章 工作中的邪恶人性：反社会的同事、上司和专业人士

1. Frans de Waal, *Primates and Philosophers: How Morality Evolved* (Princeton, NJ: Princeton University Press, 2006), 44.

2. Marc Bekoff and Jessica Pierce, *Wild Justice: The Moral Lives of Animals* (Chicago: University of Chicago Press, 2010)；该引文出自 56 页。

3. Cf. Mary Oliver, "Poem for the Anniversary," *Dream Work* (New

York: Atlantic Monthly Press, 1986).

4. Story from R. Reisner, "Bradley Schwartz: Short-sighted ophthalmologist," *Forensic Files Now*, May 17, 2018; A. H. Rotstein, "Prosecutor: Obsession, rage fueled doctor's murder-for-hire," *Arizona Daily Sun*, March 7, 2006; K. Smith, "Former Tucson doctor doing time for murder sues Ariz. prison system," *Arizona Daily Star,* March 25, 2009; and K. Smith, "The woman at the eye of the storm," *Arizona Daily Star,* February 26, 2006.

5. A. J. Flick, *Toxic Rage: A Tale of Murder in Tucson* (Evergreen, CO: Wildblue Press, 2018).

第4章 法庭上的反社会人格者：争夺孩子的监护权

1. Robert E. Emery, *Marriage, Divorce, and Children's Adjustment: Developmental Clinical Psychology and Psychiatry,* 2nd ed. (Thousand Oaks, CA: Sage, 1999).

2. A. Raine (2009), "Psychopathy and instrumental aggression: Evolutionary, neurobiological, and legal perspectives," *International Journal of Law and Psychiatry* 32(4): 257.

3. Peter Jaffe, Nancy Lemon, and Samantha Poisson, *Child Custody & Domestic Violence: A Call for Safety and Accountability* (Thousand Oaks, CA: Sage Knowledge, 2003)；该引文出自21页。

4. Penelope Trickett and Cynthia Schellenbach, eds., *Violence Against Children in the Family and the Community* (Washington, DC: American Psychological Association, 1998).

5. G. Margolin, "Effects of Domestic Violence on Children," in *Violence Against Children in the Family and the Com-munity,* ed.Trickett and Schellenbach, 57-101.

6. A. Appel and G. Holden (1998), "The co-occurrence of spouse and physical child abuse: A review and appraisal," *Journal of Family Psychology* 12(4): 578-99.

7. Barbara J. Hart, *Barbara J. Hart's Collected Writings,* Minnesota Center Against Violence and Abuse, p. 12.

8. S. Schecter and J. L. Edleson, "Effective Intervention in Domestic Violence & Child Maltreatment Cases: Guidelines for Policy and Practice Recommendations from the National Council of Juvenile and Family Court Judges Family Violence Department," National Council of Juvenile and Family Court Judges, June 1999, p. 2.

9. Quoted in "A Question of Proof," *The Economist,* July 19, 2014.

第5章　最冷血的对手：有攻击性的反社会人格者

1. M. Davey, "Suspect in 10 Kansas Murders Lived an Intensely Ordinary Life," *New York Times,* March 6, 2005.

2. M. Woodworth and S. Porter (2002), "In cold blood: Characteristics of criminal homicides as a function of psychopathy," *Journal of Abnormal Psychology* 111(3): 436-45.

3. D. J. Devine, L. D. Clayton, B. B. Dunford, et al. (2000), "Jury decision making: 45 years of em-pirical research on deliberating groups," *Psychology Public Policy and Law* 7(3): 622-727.

4. Greg Beratlis, Tom Marino, Mike Belmessieri, et al., *We, the Jury: Deciding the Scott Peterson Case* (Beverly Hills, CA: Phoenix Books, 2006)；该引文出自 54 ～ 55 页。

5. David Vann, *Last Day on Earth: A Portrait of the NIU School Shooter* (Athens, GA: University of Georgia Press, 2013).

6. Interview with David Vann, aired on CNN, February 14, 2009.

7. M. van Geel, P. Vedder, and J. Tanilon, "Relationship between peer victimization, bullying, and suicide in children and adolescents: A meta-analysis," March 10, 2014, JAMA Network.

8. Parry Aftab, quoted in Ron Kemp, "They Wore Blue," blog post.

第 6 章　克服反社会人格者的影响：十大指导原则

1. R. Church (1959), "Emotional reactions of rats to the pain of others," *Journal of Comparative and Physiological Psychology* 52(2): 132-34.

2. I. Ganguli, "Mice show evidence of empathy," *The Scientist,* June 30, 2006.

3. F. B. M. de Waal (1989), "Food sharing and reciprocal obligations among chimpanzees," *Journal of Human Evolution* 18(5): 433-59.

4. A. A. Marsh and R. J. R. Blair (2008), "Deficits in facial affect recognition among antisocial populations: A meta-analysis," *Neuroscience & Biobehavioral Reviews* 32(3): 454-65；该引文出自454 页。

5. Edward Westermarck, *The Origin and Development of the Moral Ideas,* vol. 1, 2nd ed. (London: Macmillan, 2008).

6. Gavin de Becker, *The Gift of Fear: And Other Survival Signals That Protect Us from Violence* (New York: Little, Brown, 1997), 185.这本书是一项很好的资源，可用于解读你的焦虑并加强个人安全。

第 7 章　是反社会人格者还是自恋者：认识自恋型人格障碍

1. 请注意，这里写的是"不愿意"。关于这里是否应该改为"无法"，仍然存在争议（也许应该改）。这个措辞表明，即使专业人士也会对自恋者感到沮丧和愤怒。

2. Nina W. Brown, *The Destructive Narcissistic Pattern* (Westport, CT: Praeger Publishers, 1998), 121. See also Elaine Hatfield, John C. Cacioppo, and Richard L. Rapson, *Emotional Contagion: Studies in Emotion and Social Interaction* (Paris: Cambridge University Press, 1993).

3. O. Fenichel (1938), "The drive to amass wealth," *Psychoanalytic Quarterly* 7(1): 69-95.

4. G. O. Gabbard, "Transference and Countertransference in Treatment of Narcissistic Patients," in *Disorders of Narcissism: Diagnostic, Clinical, and Empirical Implications*, ed. Elsa F. Ronningstam (Washington, DC: American Psychiatric Press, 1998), 125-46. See also G. L. Lynn and S. Jortner (1976), "The use of countertransference as a way to understand and treat patients," *Journal of Contemporary Psychotherapy* 8(1): 15-18; E. J. Betan and D. Westen, "Countertransference and Personality Pathology: Development and Clinical Application of the Countertransference Questionnaire," in *Handbook of Evidence-Based Psychodynamic Psychotherapy: Bridging the Gap Between Science and Practice*, ed. Raymond A. Levy and J. Stuart Ablon, foreword by G. O. Gabbard (New York: Humana Press, 2010), 179-98.

5. 见约翰·默里（John Murray）关于"自恋三角"（自恋权利感、自恋需求受挫时的失望与幻灭、自恋暴怒）的经典论文：John Murray (1964), "Narcissism and the ego ideal," *Journal of the American Psychoanalytic Association* 12(3): 477-511。

第8章 机构层面的反社会人格：公司

1. J. F. Edens, J. L. Skeem, and P. Kennealy, "The Psychopathy Checklist in the Courtroom: Consensus and Controversies," in *Psychological Science in the Courtroom: Consensus and Controversy*, ed. Jennifer L. Skeem, Kevin S. Douglas, and Scott O. Lilienfeld (New York: Guilford Press, 2009), 175-201.

2. Robert D. Hare, *Manual for the Revised Psychopathy Checklist*, 2nd ed. (Toronto: Multi-Health Systems, 2003); R. D. Hare and C. S. Neumann, "The PCL-R Assessment of Psychopathy: Development, Structural Properties, and New Directions," in *Handbook of Psychopathy*, ed. Christopher J. Patrick (New York: Guilford Press, 2006), 58-88.

3. Joel Bakan, *The Corporation: The Pathological Pursuit of Profit and Power* (New York: Free Press, 2005), 56.

4. Ibid., pp. 28, 60.

5. "Monsanto's Dirty Dozen: Twelve Products that Monsanto Has Brought to Market," Global Research, Centre for Research on Globalization, July 25, 2016.

6. B. S. Hooker, "Rounding up glyphosate," *Focus for Health*, September 5, 2018.

7. B. Meier, "Sacklers directed efforts to mislead public about OxyContin, new documents indicate," *New York Times*, January 15, 2019.

8. Ibid.

9. M. Forsythe and W. Bogdanich, "McKinsey advised Purdue Pharma how to 'turbocharge' opioid sales, lawsuit says," *New York Times*, February 1, 2019.

10. J. Le Noury, J. M. Nardo, D. Healy, et al. (2015), "Restoring Study 329: Efficacy and harms of paroxetine and imipramine in treatment of major depression in adolescence, " *British Medical Journal* 351: h4320.

11. "Cigarette smoking remains high among certain groups, " Centers for Disease Control and Prevention, Press Release, January 18, 2018, page 2.

12. U.S. Department of Health and Human Services, "The Health Consequences of Smoking—50 Years of Progress: A Report of the Surgeon General, " Executive Summary, 2014, p. 5.

13. T. Lewan (1998), "Dark secrets of tobacco company exposed, " *Tobacco Control* 7(3): 315-18.

14. M. T. Lee and M. D. Ermann, "Pinto ' madness ' as a flawed landmark narrative: An organizational and network analysis, " *Social Problems* 46(1): 38.

15. Bakan, *The Corporation*, p. 42.

16. S. Milgram, "Behavioral study of obedience, " *Journal of Abnormal and Social Psychology* 67(4): 371-78. See also Stanley Milgram, *Obedience to Authority: An Experimental View* (New York: Psychology,1983); and Thomas Blass, ed., *Obedience to Authority: Current Perspectives on the Milgram Paradigm* (Mahwah, NJ: Lawrence Erlbaum Associates, 2000).

17. Milgram, "Behavioral Study of Obedience."

18. T. Blass (1999), "The Milgram paradigm after 35 years: Some things we now know about obedience to authority, " *Journal of Applied Social Psychology* 29(5): 968.

19. S. Milgram (1965), "Some conditions of obedience and disobedience to authority, " *Human Relations* 18(1): 57-76.

第 9 章 善良的本质：同情、宽恕与自由

1. *United States ex rel. Gerald Mayo v. Satan and His Staff*, 54 F.R.D. 282 (1971).

2. J. Murphy (1976), "Psychiatric labeling in cross-cultural perspective: Similar kinds of disturbed behavior appear to be labeled abnormal in diverse cultures," *Science* 191(4231): 1019-28.

3. Sebastian Junger, *Tribe: On Homecoming and Belonging* (New York: Twelve, 2016), 28.

4. D. C. Yamada (2010), "Workplace bullying and American employment law: A ten-year progress report and assessment," *Comparative Labor Law & Policy Journal* 32(1): 251.

5. Joyce Baldwin, *To Heal the Heart of a Child: Helen Taussig, M.D.* (New York: Walker, 1992); and Vivien T. Thomas, *Partners of the Heart: Vivien Thomas and His Work with Alfred Blalock: An Autobiography* (Philadelphia: University of Pennsylvania Press, 1998).

6. See Martin E. P. Seligman, *Authentic Happiness: Using the New Positive Psychology to Realize Your Potential for Lasting Fulfillment* (New York: Free Press, 2002); Martin E. P. Seligman, *Flourish: A Visionary New Understanding of Happiness and Well-Being* (New York: Free Press, 2011); Martin E. P. Seligman, *The Hope Circuit: A Psychologist's Journey from Helplessness to Optimism* (New York: PublicAffairs Books, 2018); and Christopher Peterson, *Pursuing the Good Life: 100 Reflections on Positive Psychology* (New York: Oxford University Press, 2012).

社会与人格心理学

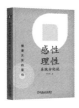

《感性理性系统分化说：情理关系的重构》

作者：程乐华

一种创新的人格理论，四种互补的人格类型，助你认识自我、预测他人、改善关系，可应用于家庭教育、职业选择、企业招聘、创业、自闭症改善

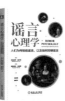

《谣言心理学：人们为何相信谣言，以及如何控制谣言》

作者：[美] 尼古拉斯·迪方佐 等 译者：何凌南 赖凯声

谣言无处不在，它们引人注意、唤起情感、煽动参与、影响行为。一本讲透谣言的产生、传播和控制的心理学著作，任何身份的读者都会从本书中获得很多关于谣言的洞见

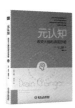

《元认知：改变大脑的顽固思维》

作者：[美] 大卫·迪绍夫 译者：陈舒

元认知是一种人类独有的思维能力，帮助你从问题中抽离出来，以旁观者的角度重新审视事件本身，问题往往迎刃而解。

每个人的元认知能力是不同的，这影响了他们的学习效率、人际关系、工作成绩等。

借助本书中提供的心理学知识和自助技巧，你可以获得高水平的元认知能力

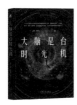

《大脑是台时光机》

作者：[美] 迪恩·博南诺 译者：闫佳

关于时间感知的脑洞大开之作，横跨神经科学、心理学、哲学、数学、物理、生物等领域，打开你对世界的崭新认知。神经现实、酷炫脑、远读重洋、科幻世界、未来事务管理局、赛凡科幻空间、国家天文台屈艳博士联袂推荐

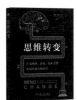

《思维转变：社交网络、游戏、搜索引擎如何影响大脑认知》

作者：[英] 苏珊·格林菲尔德 译者：张璐

数字技术如何影响我们的大脑和心智？怎样才能驾驭它们，而非成为它们的奴隶？很少有人能够像本书作者一样，从神经科学家的视角出发，给出一份兼具科学和智慧洞见的答案

更多>>>

《潜入大脑：认知与思维升级的100个奥秘》 作者：[英] 汤姆·斯塔福德 等 译者：陈能顺
《上脑与下脑：找到你的认知模式》 作者：[美] 斯蒂芬·M.科斯林 等 译者：方一雲
《唤醒大脑：神经可塑性如何帮助大脑自我疗愈》 作者：[美] 诺曼·道伊奇 译者：闫佳